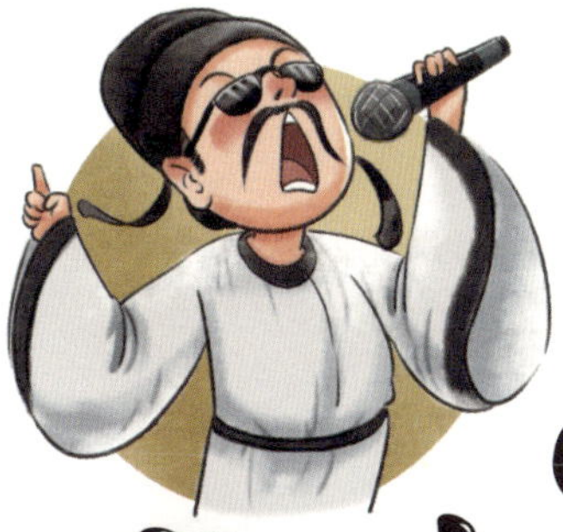

藏在诗词里的中医药

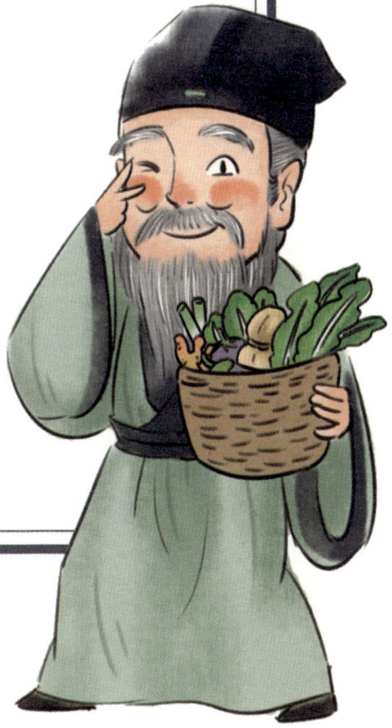

熊猫中医阁　编著
姜妍蕾 胡雨琦　绘
边江红　名誉主编

陕西新华出版
陕西科学技术出版社
Shaanxi Science and Technology Press
西安

图书在版编目（CIP）数据

藏在诗词里的中医药 / 熊猫中医阁编著；姜妍蕾，胡雨琦绘. -- 西安：陕西科学技术出版社, 2024. 7.
ISBN 978-7-5369-8964-1

I. R28-49

中国国家版本馆CIP数据核字第2024HP8206号

藏在诗词里的中医药

CANG ZAI SHICI LI DE ZHONGYIYAO

熊猫中医阁 编著　　姜妍蕾 胡雨琦 绘

出 版 人　崔　斌
策划编辑　付　琨　曾　珂
责任编辑　闫彦敬　郭　妍
装帧设计　申　畅　建明文化

出 版 者　陕西科学技术出版社
西安市曲江新区登高路 1388 号陕西新华出版传媒产业大厦 B 座
电话（029）81205187　传真（029）81205155　邮编 710061
http://www.snstp.com
发 行 者　陕西科学技术出版社
电话（029）81205180　81205178
印　　刷　西安五星印刷有限公司
规　　格　787mm × 1092mm　12 开本
印　　张　5
字　　数　60 千字
版　　次　2024 年 7 月第 1 版
2024 年 7 月第 1 次印刷
书　　号　ISBN 978-7-5369-8964-1
定　　价　58.00 元

熊猫中医阁

熊猫中医阁是一支致力于传承岐黄薪火、弘扬中医药文化的团队。这了聚集着中医药领域的专业人才，他们具有扎实的专业基础和深厚的文化修养，每一位团队成员都怀着对中医药文化的热爱和对孩子们健康成长的关注，用心创作每一部作品。旨在通过对中医药知识的讲解，让更多的孩子对中医药文化的学习产生兴趣，了解中医药文化的博大精深，感受千年中华优秀传统文化的智慧。

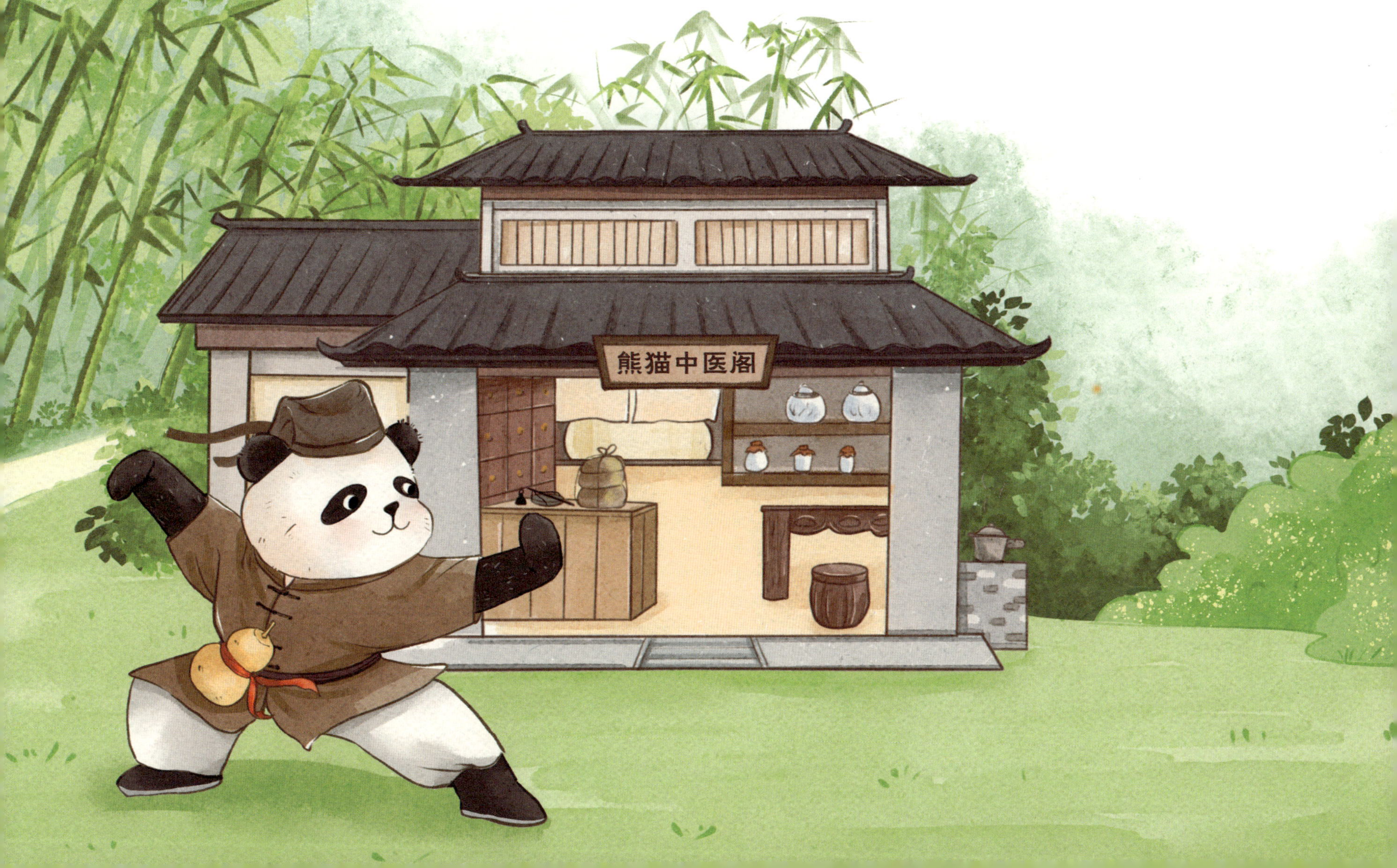

序一

诗词来源于生活，是对我们生活的记录，更是中国汉语言艺术的结晶和升华。春天里百花盛开，“春眠不觉晓，处处闻啼鸟”唤起对春天的向往；夏天面对满池塘的莲花，汉乐府的“鱼戏莲叶东，鱼戏莲叶西”映入眼帘；明媚的秋天，“一年好景君须记，最是橙黄橘绿时”在耳边响起；即使在大雪飘舞的冬天，“孤舟蓑笠翁，独钓寒江雪”也描绘一幅人与自然和谐的画面。

诗词中有自然，有喜怒哀乐、悲欢离合。读诗词不仅使情绪得到了释放，也使心灵得到了升华，诗词更是架起了时间的桥梁，让我们与祖先对话古今。

中医药守护着中国人的健康，诗词滋润着中国人的心灵。这本绘本将诗词和中医药知识结合起来，图文并茂，直观形象，符合儿童的阅读特点，使其在快乐记忆诗词的同时，又学习了中医药文化内容，达到了身心互养的效果。图书插画设计精美，健康身心。

边江红

2024年5月

序二

绘本是最适合孩子阅读的图书形式之一。欣赏绘本是一种让眼睛享受、让心灵愉悦、让精神提升的美妙体验。儿童心理学的研究认为，孩子认知图形的能力从小就应慢慢养成。虽然孩子还不识字，但已经具备了一定的读图能力，如果这时候家长能有意识地营造温馨的学习环境，和孩子们一起阅读绘本，给他们读文字，和他们一起看图讲故事，让他们从刚开始就接触到高水准的图与文，那么孩子们将在听故事中品味绘画艺术、在欣赏图画中认识文字。

当前，越来越多的人认识到中医药的伟大，中医药事业的发展也得到重视。我们认识到传承与发展中医药必须从娃娃抓起，并提出将中医药教育纳入中小学必修课程中。唐诗曰：“寻芳陌上花如锦，折得东风第一枝。”目前，市面上还没有在小学生中从诗词角度出发普及中医药文化的绘本，为满足众多的小读者之急需，陕西科学技术出版社医学编辑部的诸位同志在中医药普及教育的道路上辛苦求索，迈出了第一步，编写出这本图文并茂的绘本。绘本中的图与文，对培养孩子对中医药的学习兴趣，提升他们的认知能力、理解能力、领悟能力等，都有着难以估量的潜移默化的影响。这本绘本一定会受到孩子们的喜爱。

贺继明

2024年5月

目录

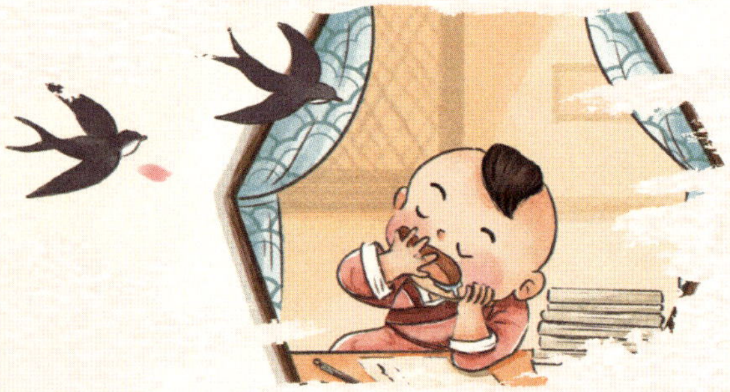

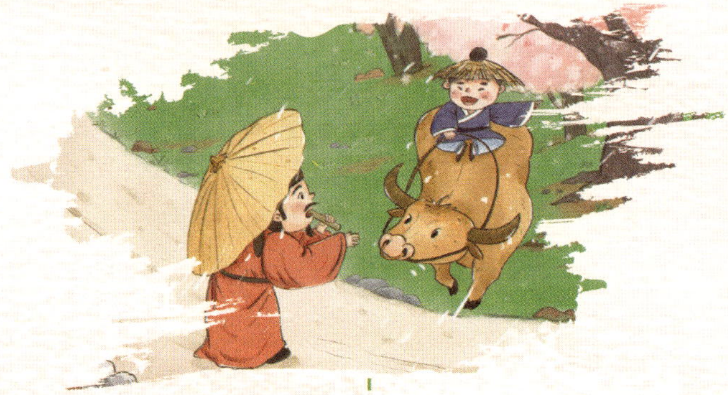

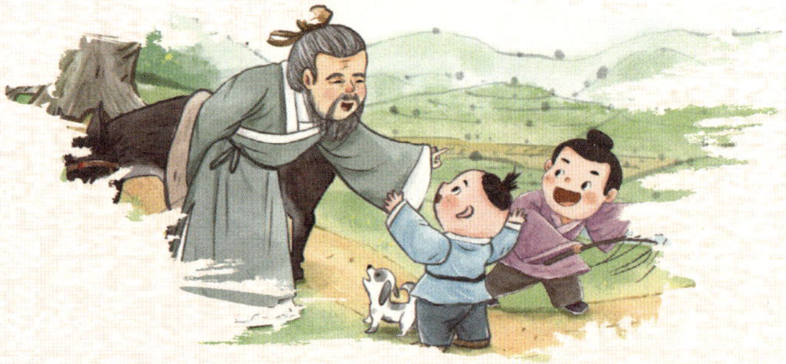

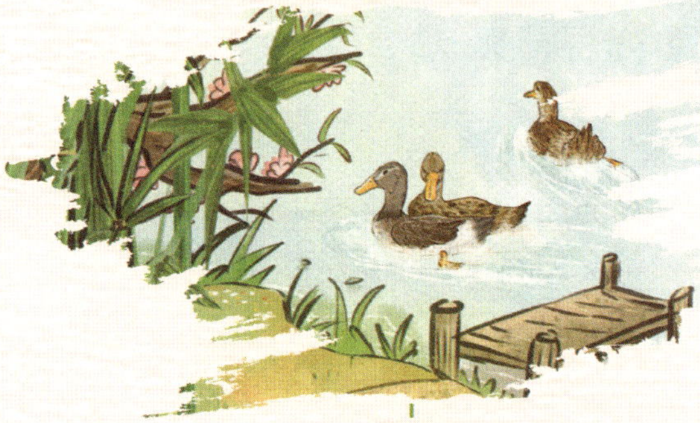

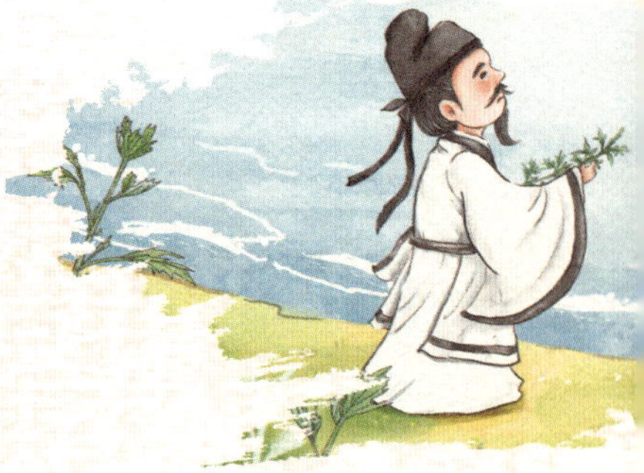

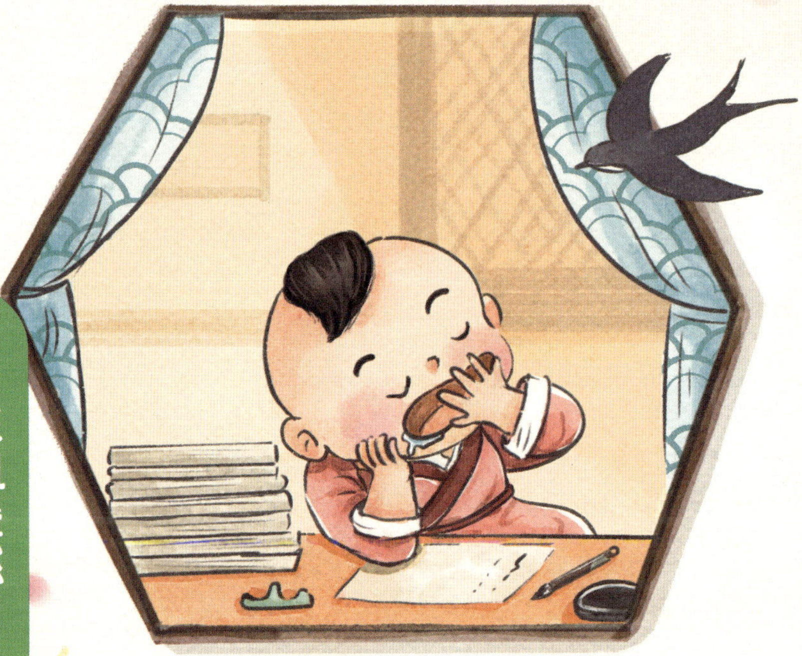

春晓[1]

[唐]孟浩然

春眠不觉晓[2]，处处闻啼鸟[3]。
夜来风雨声，花落知多少[4]。

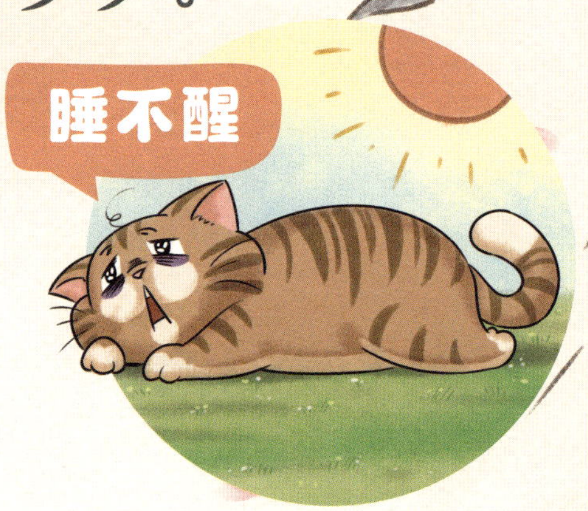

[注释]

①晓：天刚亮的时候。

②不觉晓：不知不觉天就亮了。

③啼鸟：鸟的啼叫声。

④知多少：不知有多少。

[诗词欣赏]

春天一觉醒来，天已破晓，鸟儿在窗外鸣叫。昨夜风大雨大，想必那娇艳的春花从树上坠落，花瓣铺满小径。

甩不掉的春困

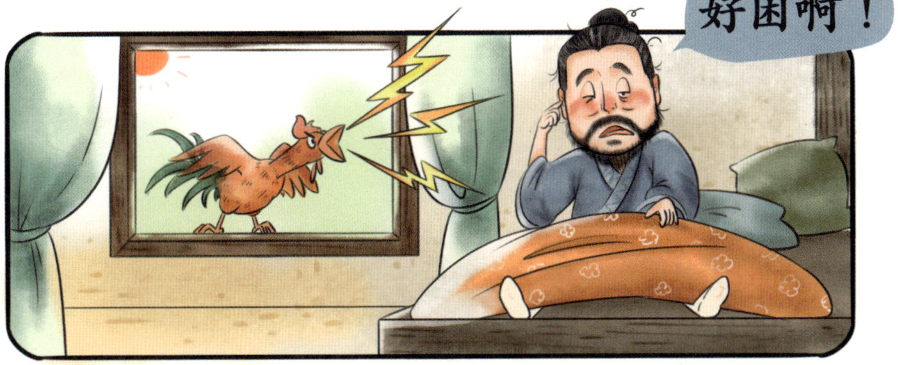
好困啊！

《春晓》是一首描写春天的诗。春天万物复苏，生机盎然，但春天里也会有些人常常出现困顿、疲乏的状态，这在中医上是一种春困的表现。

中医认为，春季是万物生长的季节，此时有些人体内的阳气和自然界阳气升发的步调不一致，容易使人感到疲倦乏力，产生春困的生理现象。

那如何摆脱这恼人的春困呢？

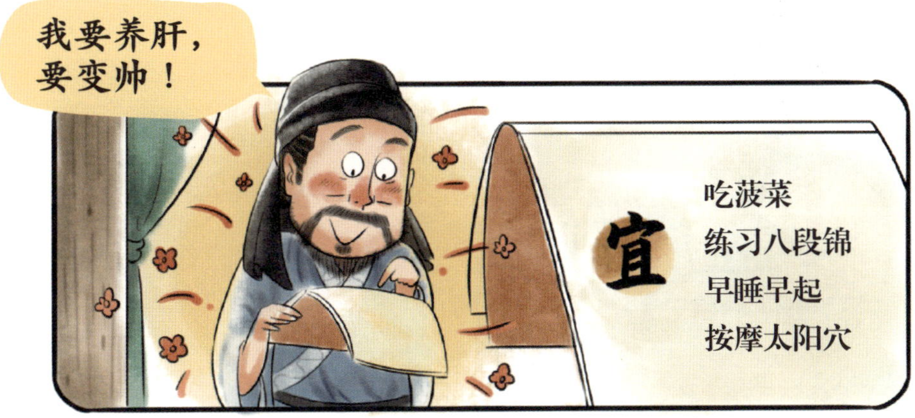
我要养肝，要变帅！
宜
吃菠菜
练习八段锦
早睡早起
按摩太阳穴

摆脱春困我们**宜**做的是：

（1）要顺应春季自然界阳气升发的特点，吃牛肉、山药、豆芽、菠菜、枸杞、红枣等可以帮助人体提升阳气。

（2）加强锻炼。可以常做八段锦、太极拳、五禽戏等来振奋精神。

（3）早睡早起，晚上不要熬夜。充足的睡眠会让人精神焕发，减少春困带来的疲惫感。

（4）按摩太阳穴。常按摩太阳穴，可以舒筋活血、醒脑提神，减轻春困引起的头晕、头昏等症状。

摆脱春困我们**忌**做的是：

（1）春困就久睡。中医认为“久卧伤气”，长时间躺卧，不做运动，气血会运行不畅，产生各种气滞的症状。

（2）过度用眼。中医认为“久视伤血”，当眼睛被过度使用时，会耗伤人体的肝血，出现肝血虚的情况。

（3）吃寒凉生冷的食物。这样会损伤我们的阳气。

（4）生气。生气会使肝气运行不畅，影响气血运行，继而可能加重春困状态。

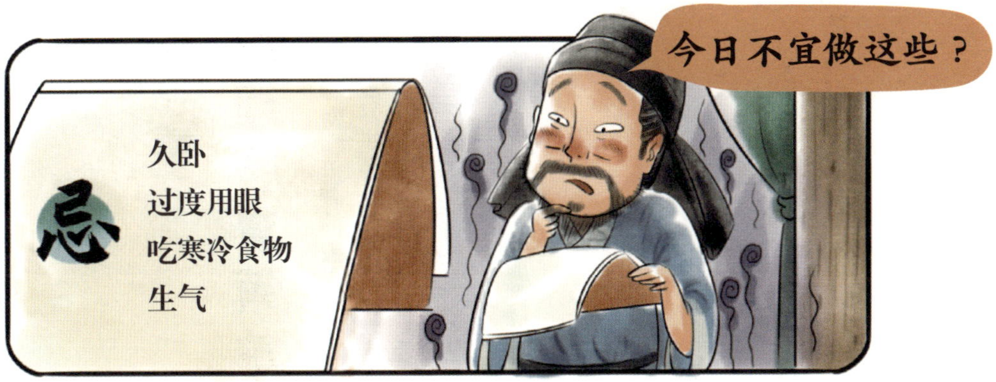
今日不宜做这些？
忌
久卧
过度用眼
吃寒冷食物
生气

八段锦

春季强身必备

八段锦之名，最早出现在宋代洪迈所著《夷坚志》一书中。它是一种古老的中医健身法，共分为八式，每一式都对应锻炼一个脏腑。春天里常常练习八段锦，可以很好地疏通经络、畅通气血、强健身体。

八段锦是一套连贯的动作，这里只给出了练习要领和示意图。有兴趣的同学可以去看专业的书籍或找专业的老师去学习，深刻感受中国传统的中医养生文化的博大精深。

第一式 两手托天理三焦

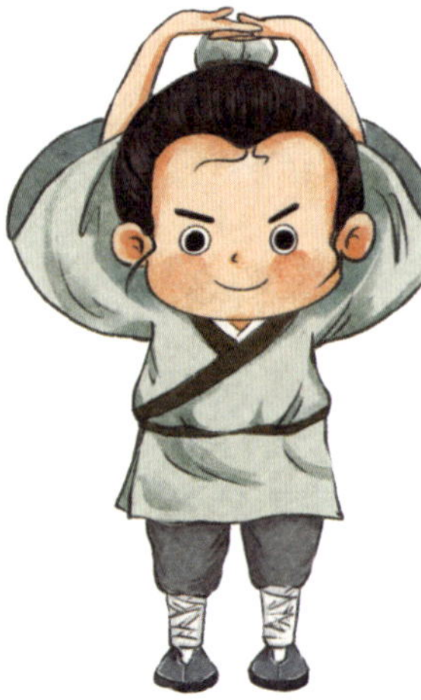

要领 两手指尖相对立，在小腹前交叉，垂直向上，两臂内旋，两掌向上托起，掌心向上，肘关节伸直。下颌内收，目视前方。

功效 拉伸四肢躯干。

第二式 左右开弓似射雕

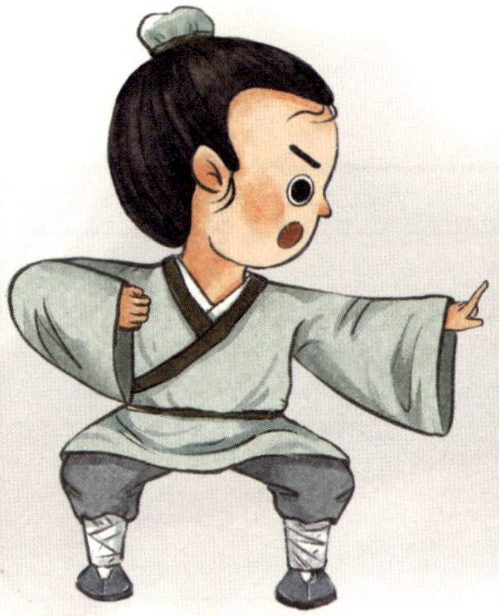

要领 左脚向左侧开步站立，两掌向上交叉于胸前，左掌在外。两腿屈膝成马步，右掌屈指成『爪』，向右拉到肩前，左掌成八字掌，向左侧推出，目视左掌方向。

功效 气血布满肺部，增强心肺功能。

第三式 调理脾胃须单举

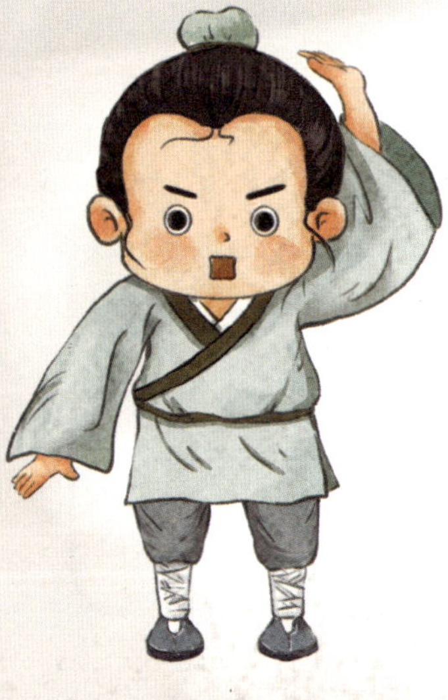

要领 两腿挺膝伸直，左掌上托，左臂举至头左上方，掌心向上。右掌微上托，右臂内旋下按至右髋旁，掌心向下。

功效 健脾益胃，增加食欲。

第四式 五劳七伤往后瞧

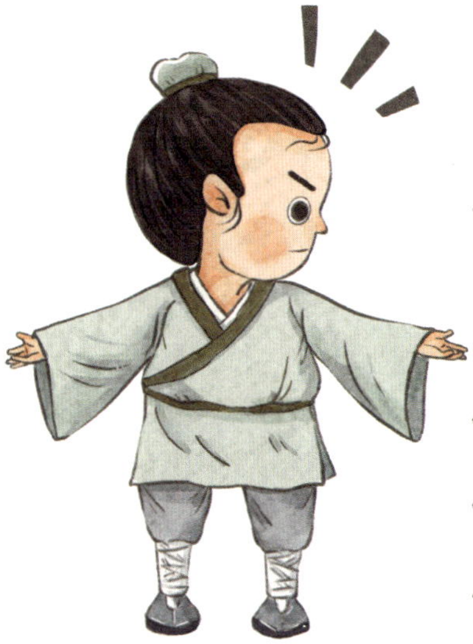

要领 两腿挺膝伸直，两臂伸直，掌心朝后，指尖向下。两臂外旋，掌心朝外，同时头向左后方转动，目视左斜后方。

功效 缓解大脑疲劳和肩颈僵硬。

第五式 摇头摆尾去心火

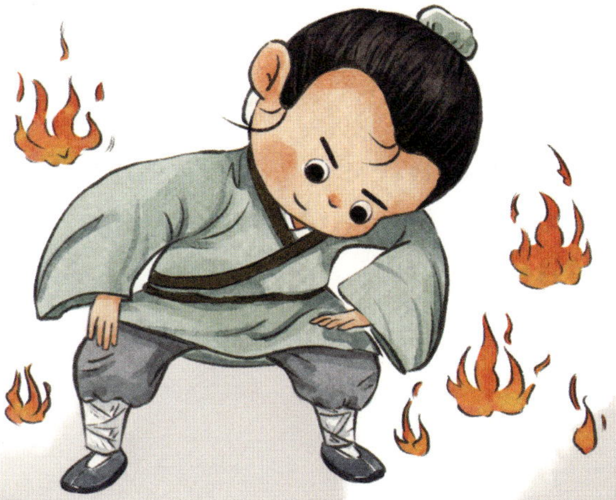

要领 马步站立姿势，两掌指扶在膝关节上，身体重心稍向上并右移，上体右倾约45度。身体重心稍下降成右偏马步状，上体右转俯身，目视右脚尖；身体重心左移成偏马步状，上体左旋至左斜前方，目视右脚跟。

功效 清心火，宁心安神。

第六式 两手攀足固肾腰

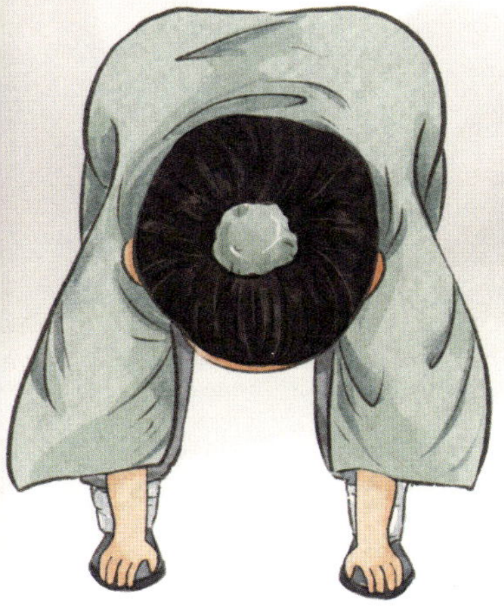

要领 两臂向前向上举起肘关节伸直，掌心向前。屈肘，两旁下按于胸前，经腋下向后反插，沿脊柱两侧向下摩运至臀部。上体前俯，两掌继续向下摩运，经脚两侧至脚面，目视下方。

功效 放松腰背肌肉，缓解腰痛。

第七式 攒拳怒目增气力

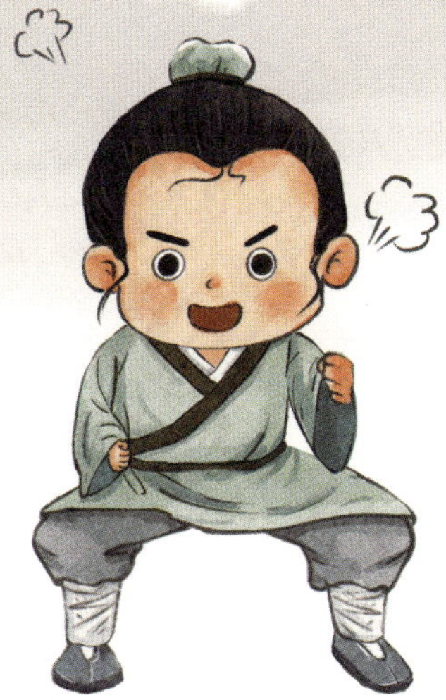

要领 左脚向左开步，两腿下蹲成马步。两手握固，收至腰间，拳眼朝上。左拳向前冲击，目视左拳冲出方向。

功效 疏肝理气，益睛明目。

第八式 背后七颠百病消

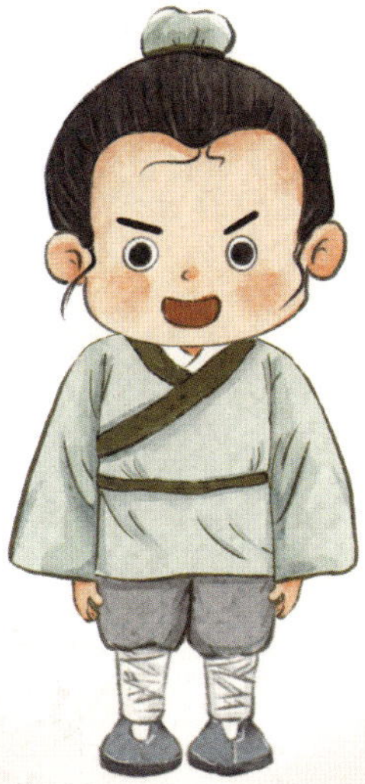

要领 两足跟提起，头往上顶。两臂自然下落，脚跟随之下落，目视前方。

功效 畅通经脉，调节气血。

春花养眼又养生

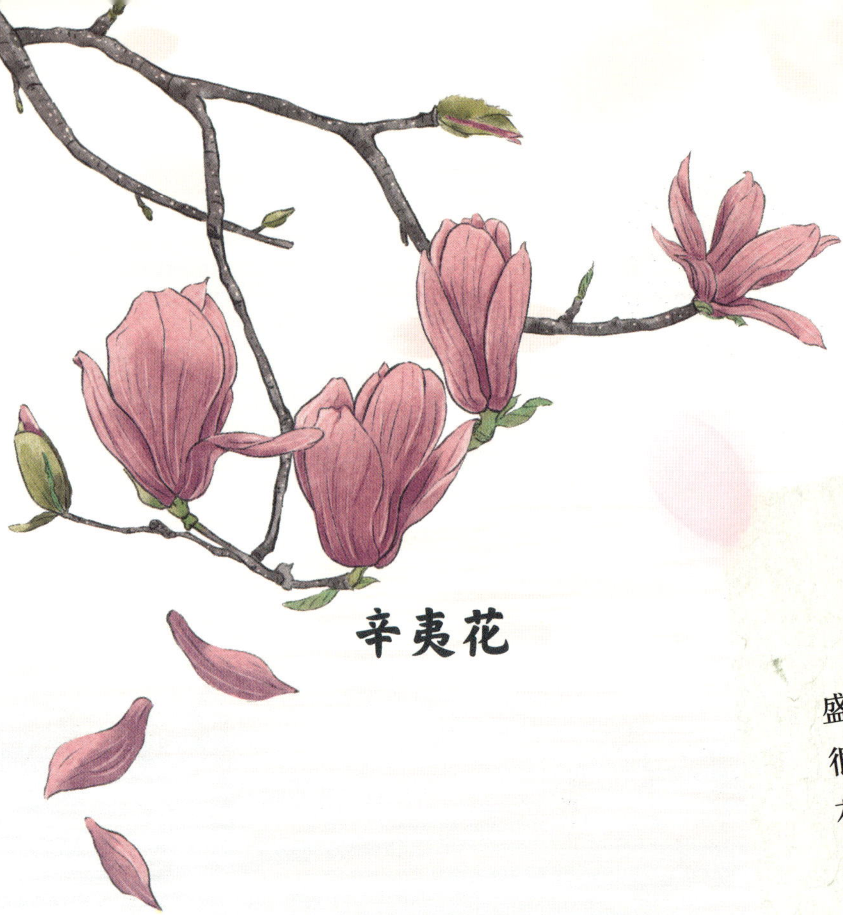

辛夷花

“花落知多少”这句诗反映了春季繁花盛开又被风吹落、被雨打落的景象。春天来了，很多花都会在春季里开放，有桃花、杏花、梨花、玫瑰花、辛夷花等。你知道这些花除了美丽养眼外，还有什么中医养生的功效吗？

桃花：活血化瘀、润肠通便、美容养颜。

杏花：补中益气、营养肌肤、祛痘消斑。

梨花：清热润肺、化痰止咳、润肠通便。

玫瑰花：行气解郁、活血止痛、养颜防老。

辛夷花：发散风寒、通鼻窍。

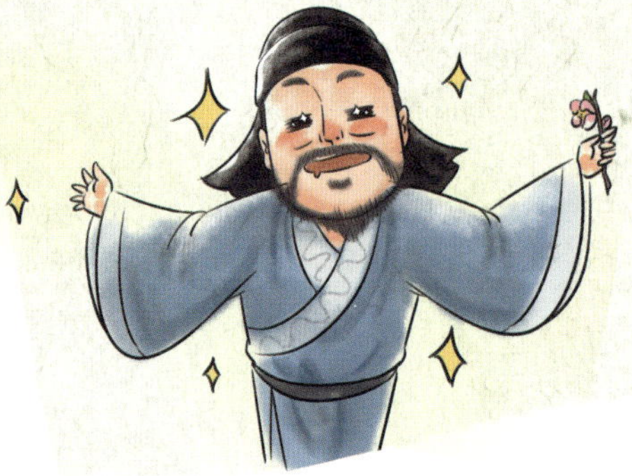

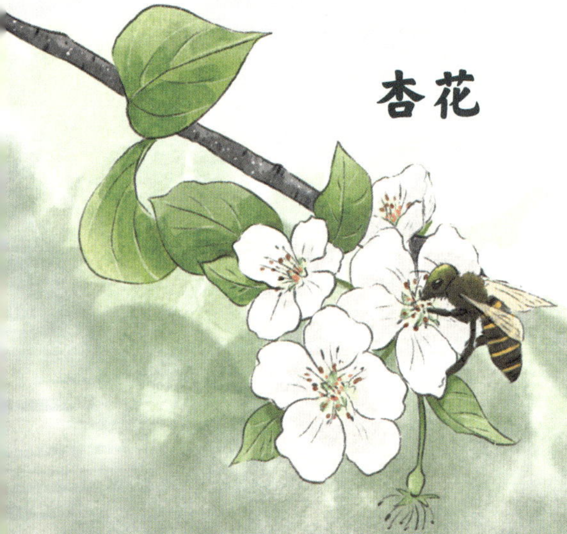

杏花

日常生活中，这些春花除可用来观赏外，也可以用来代茶饮。春困的时候饮上一杯春花茶饮，会使人气血通畅、心情愉悦。

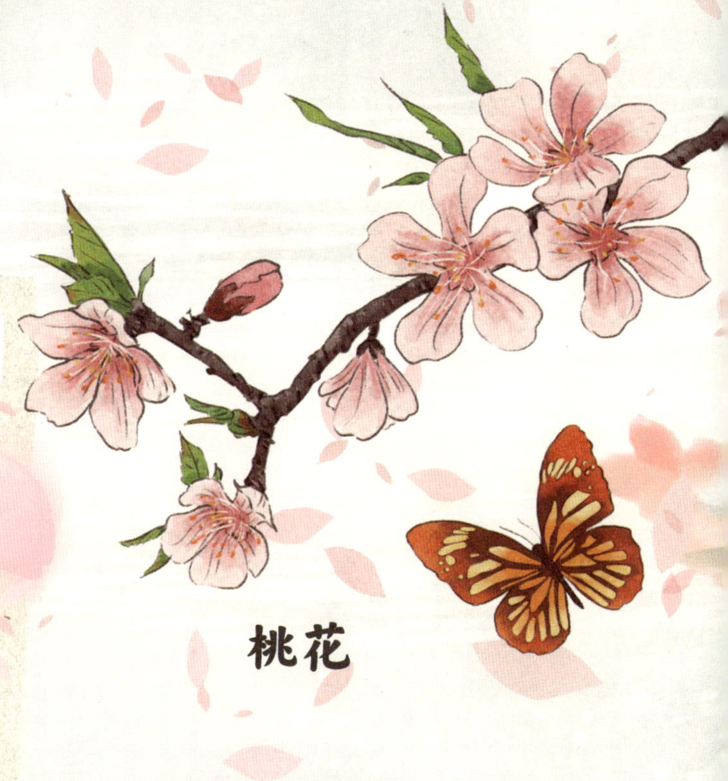

桃花茶

材料：桃花（干品）4克，冰糖适量。

做法：(1)桃花用清水洗净，再放入盐水中反复浸泡，清洗干净后沥干水分备用。

(2)把桃花放于杯中，倒入沸水冲泡10分钟，加适量冰糖调味。

功效：活血化瘀，养颜祛斑。

玫瑰花茶

材料：玫瑰花（干品）6朵，冰糖适量。

做法：(1)玫瑰花用清水洗净，再放入盐水中反复浸泡，清洗干净后沥干水分备用。

(2)将玫瑰花放于杯中，用沸水冲泡，并加入适量冰糖。

功效：疏肝解郁，理气活血。

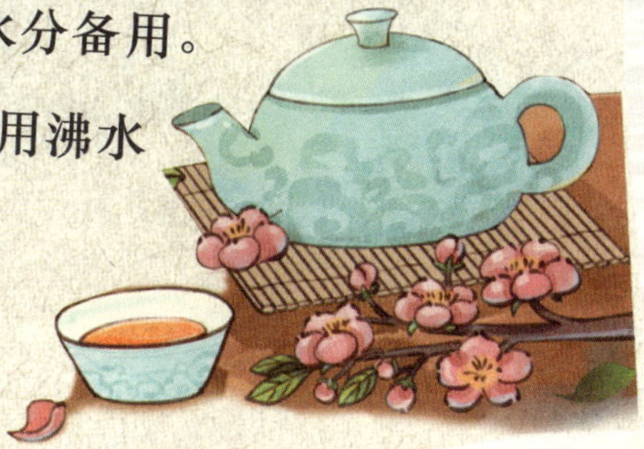

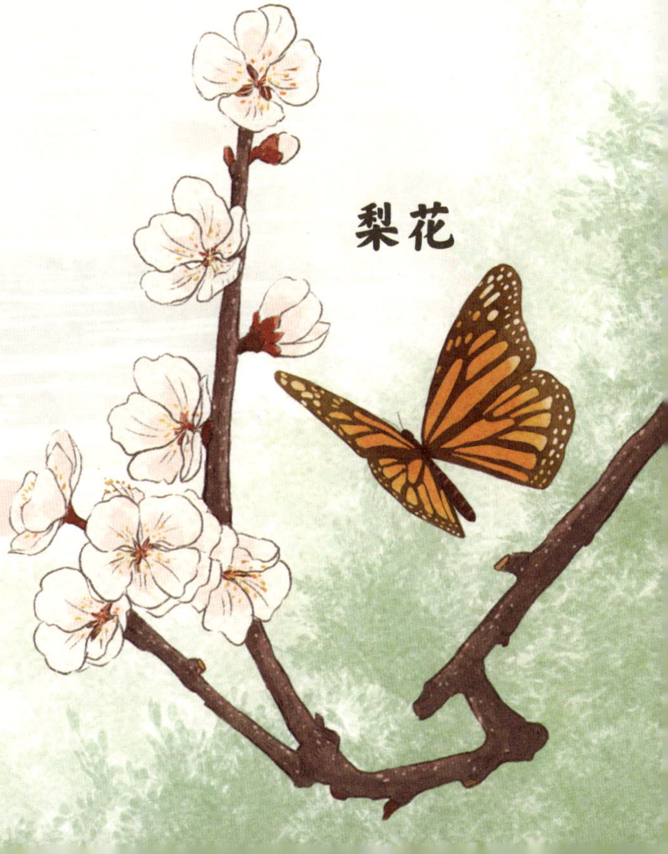

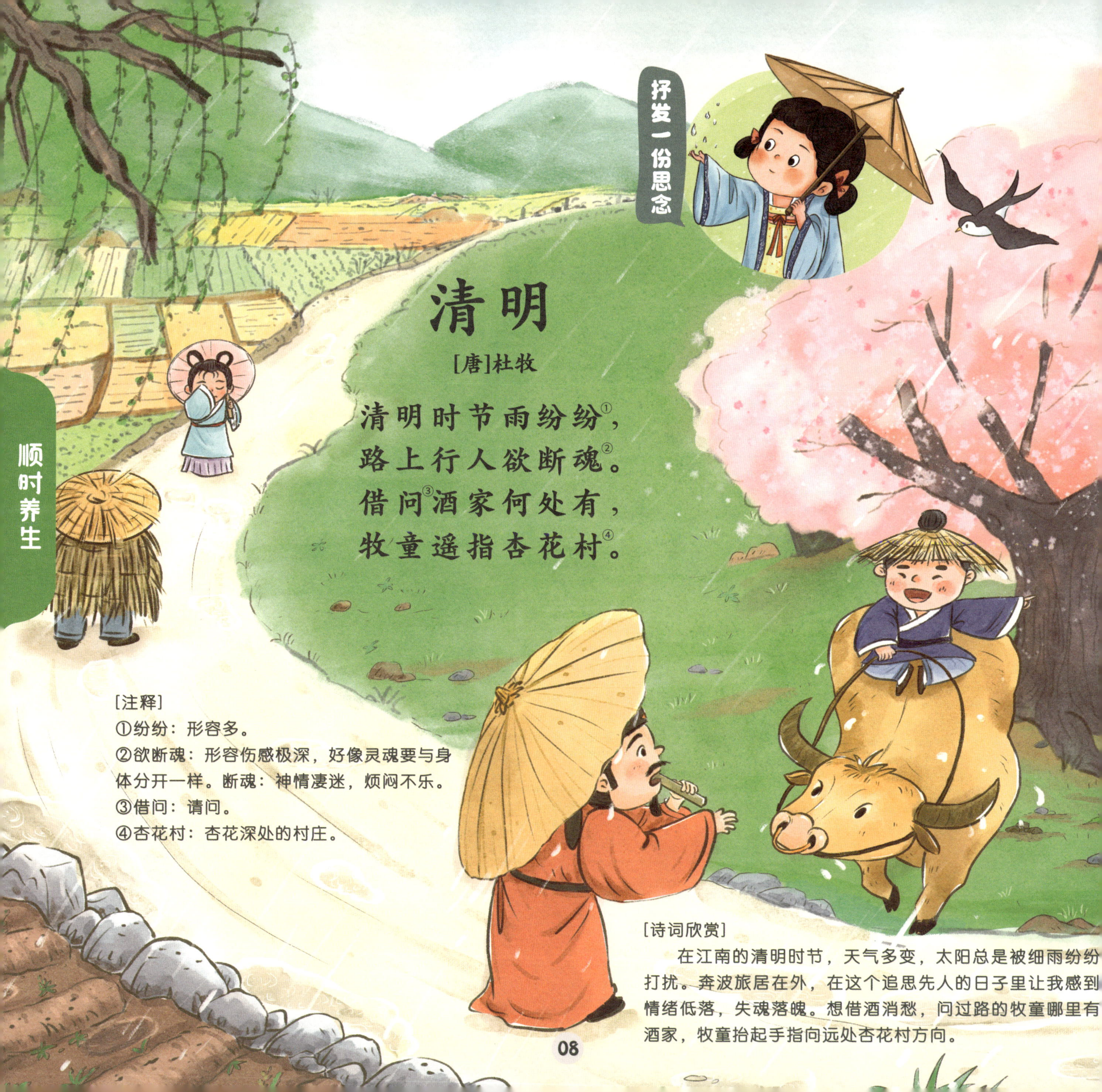

抒发一份思念

清明

[唐]杜牧

清明时节雨纷纷[1]，
路上行人欲断魂[2]。
借问[3]酒家何处有，
牧童遥指杏花村[4]。

[注释]

①纷纷：形容多。

②欲断魂：形容伤感极深，好像灵魂要与身体分开一样。断魂：神情凄迷，烦闷不乐。

③借问：请问。

④杏花村：杏花深处的村庄。

[诗词欣赏]

在江南的清明时节，天气多变，太阳总是被细雨纷纷打扰。奔波旅居在外，在这个追思先人的日子里让我感到情绪低落，失魂落魄。想借酒消愁，问过路的牧童哪里有酒家，牧童抬起手指向远处杏花村方向。

清明节的中医雅趣

清明，是二十四节气之一。清明时节，气温转暖，既是万物复苏吐故纳新的节气，也是祭祀、祭祖、扫墓的传统节日。清明节时应遵循中医“天人合一”的整体观，顺应春季升发舒畅的特点，守护好体内的阳气，使之不断充沛，逐渐旺盛起来。

练太极拳

通过练习太极拳舒展、柔和的动作并配合呼吸，可以培养人体正气，能够起到调节气血运行、促进身心健康的作用。

品清明茶

明代医药学家李时珍推崇在清明时节品茶。清明时节有特有的清明茶，如玫瑰花茶，适当饮用有疏肝解郁的作用。

吃时令菜

荠菜生长于山坡、田野及路边，是大家熟知的清明时令野菜，具有清热明目、健脾和胃、利尿、止血的功效。

食青团

在清明时节食艾叶粑（青团）既是一种传统习俗，也有益身体健康。此时，进食由艾叶做成的食物，可以温养脾胃，增强身体抵抗力。

二十四节气养生

2016年11月30日，中国的“二十四节气”被正式列入联合国教科文组织人类非物质文化遗产代表作名录。二十四节气是中华民族悠久历史文化的重要组成部分，每个节气都有其独特的含义和特点，反映了季节、气候、物候等方面的变化。根据中医理论，人与自然界是“天人相应”的整体，人类机体的变化、疾病的发生与二十四节气紧密相关。

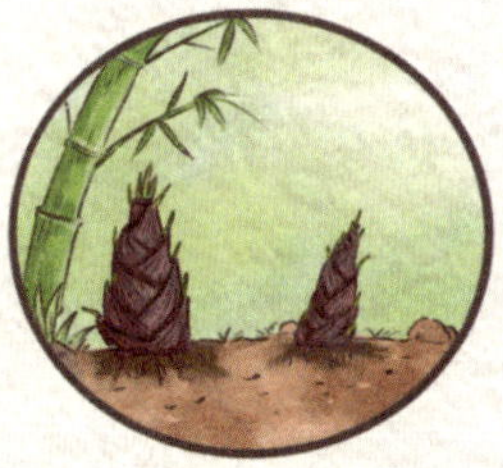

❶ 立春：2月3～5日
吃春笋

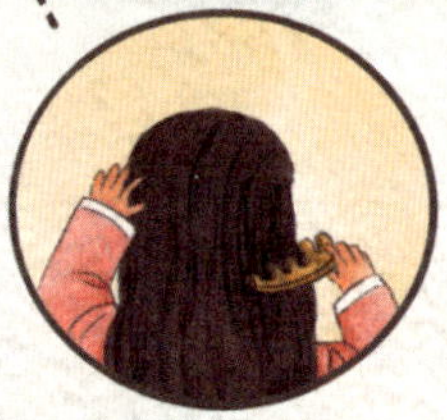

❷ 雨水：2月18～20日
勤梳头

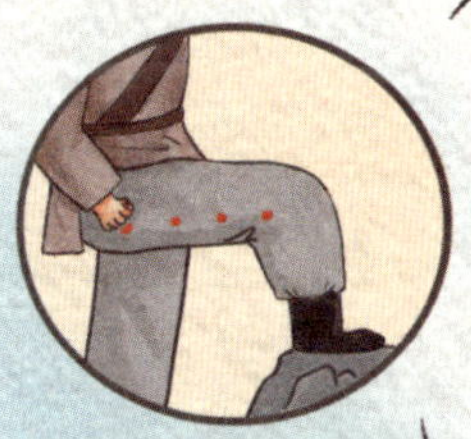

❸ 惊蛰：3月4～6日
敲胆经

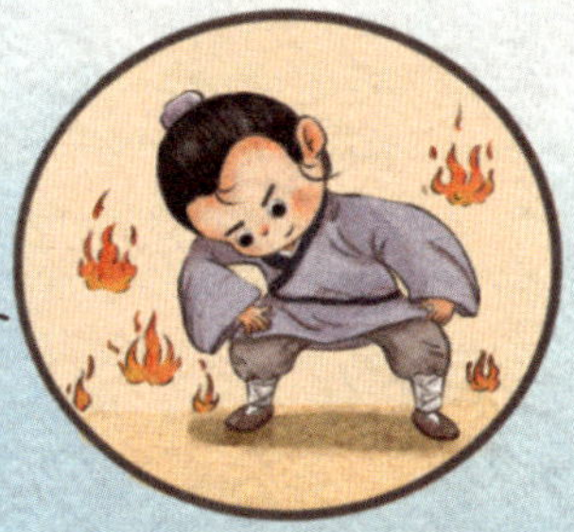

❹ 春分：3月19～21日
适宜练八段锦

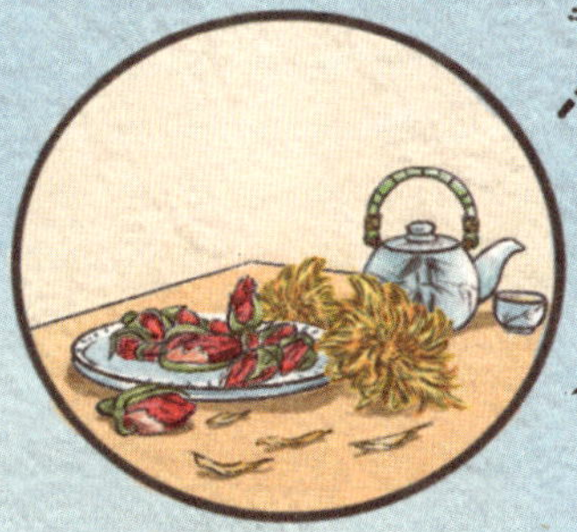

❺ 清明：4月4～6日
饮菊花茶、玫瑰花茶

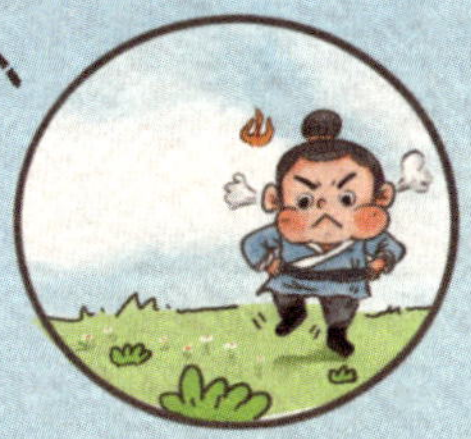

❻ 谷雨：4月19～21日
忌生气

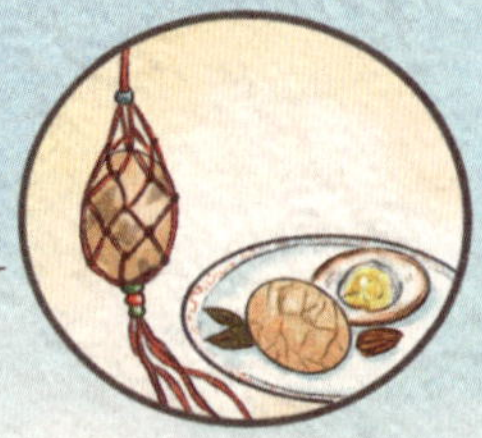

❼ 立夏：5月4～6日
吃立夏蛋

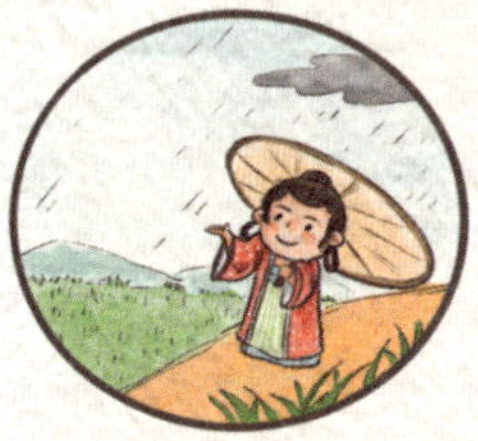

❽ 小满：5月20～22日
忌雨天受凉

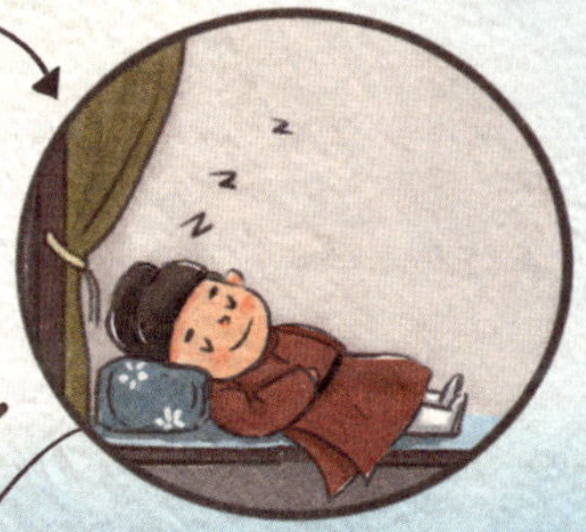

❾ 芒种：6月5～7日
适度午睡

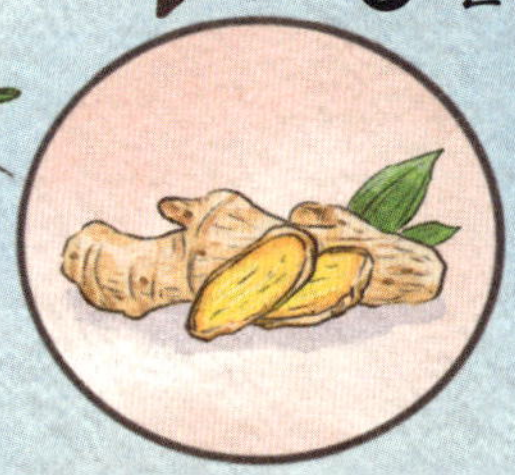

❿ 夏至：6月20～22日
适宜吃姜

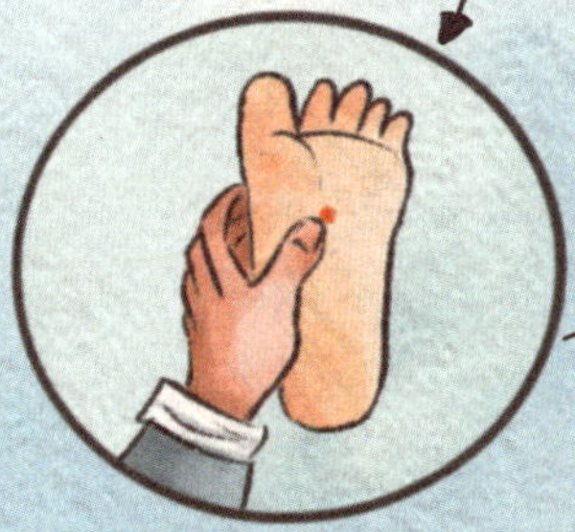

⓫ 小暑：7月6～8日
按摩涌泉穴

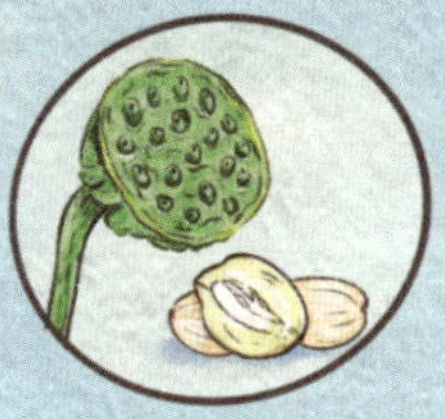

⓬ 大暑：7月22～24日
莲子心泡茶

春季养生：
春养阳，
养肝补气。

夏季养生：
夏养阴，
养心护体。

节气歌

春雨惊春清谷天，
夏满芒夏暑相连。
秋处露秋寒霜降，
冬雪雪冬小大寒。

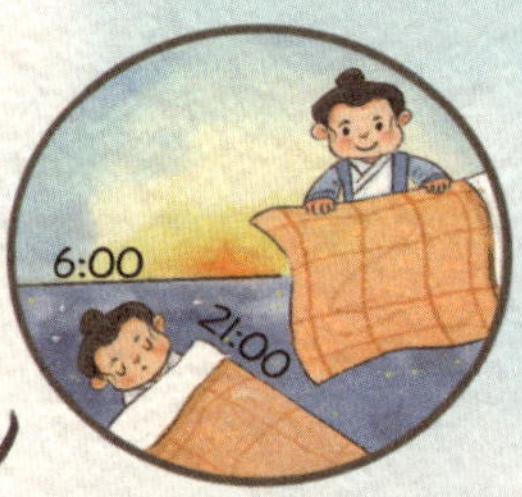

⑬ 立秋：8月6～9日
早睡早起

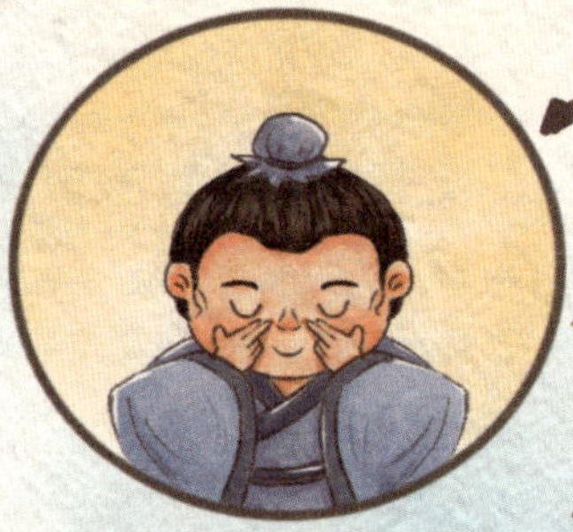

⑭ 处暑：8月22～24日
按揉迎香穴

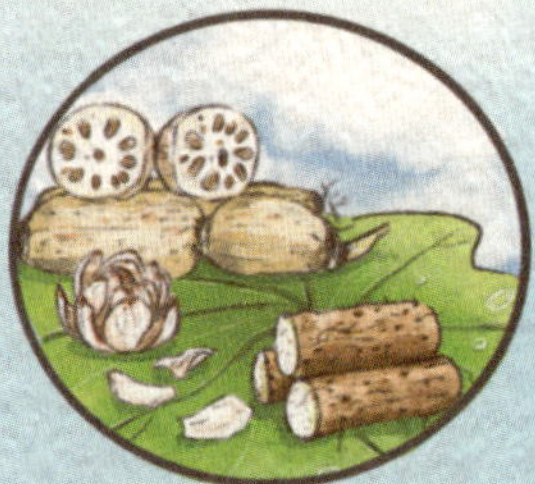

⑮ 白露：9月6～8日
适宜吃山药、莲藕、百合

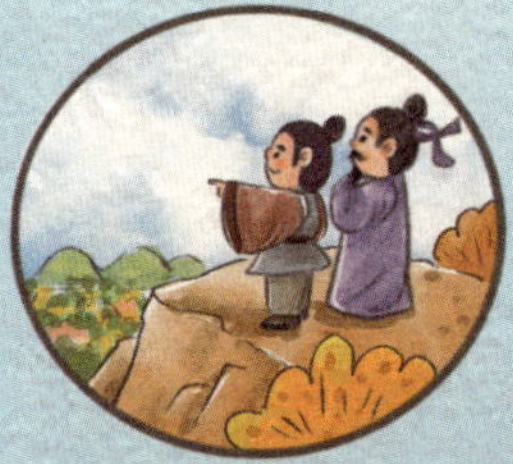

⑯ 秋分：9月22～24日
登高望远

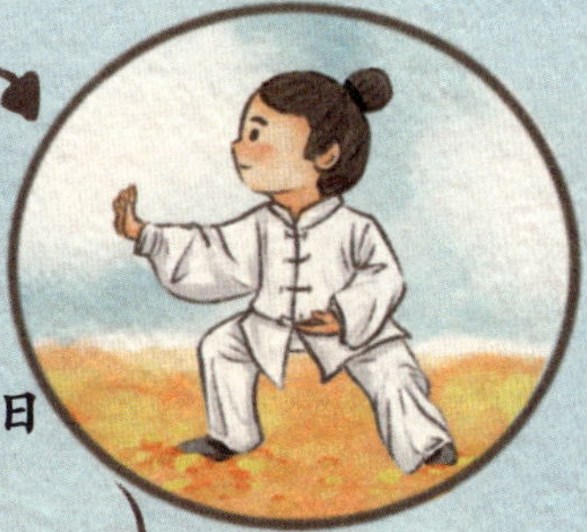

⑰ 寒露：10月7～9日
适宜练太极拳

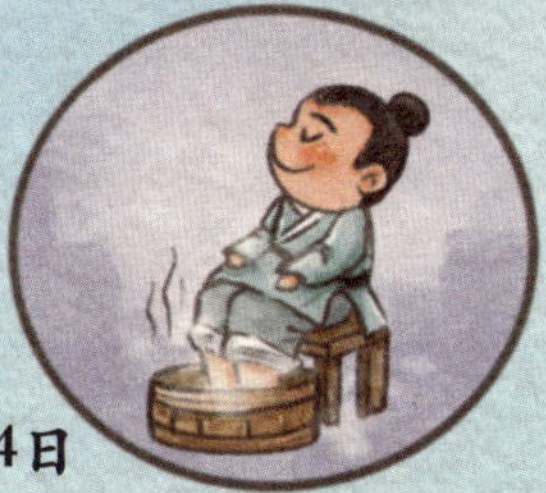

⑱ 霜降：10月22～24日
坚持泡脚

秋季养生：
秋滋润，
润肺护胃。

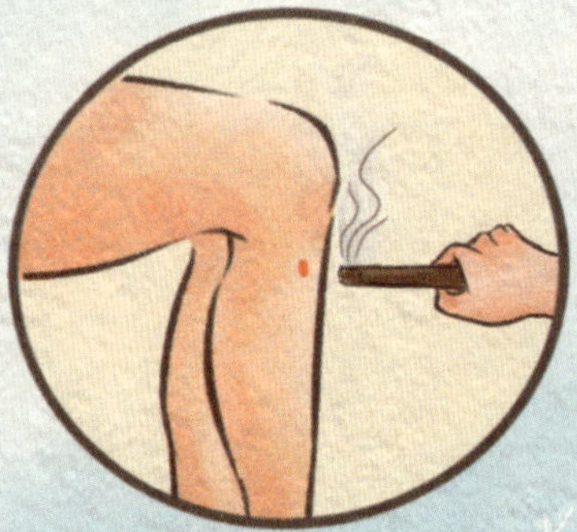

⑲ 立冬：11月6～8日
艾灸足三里

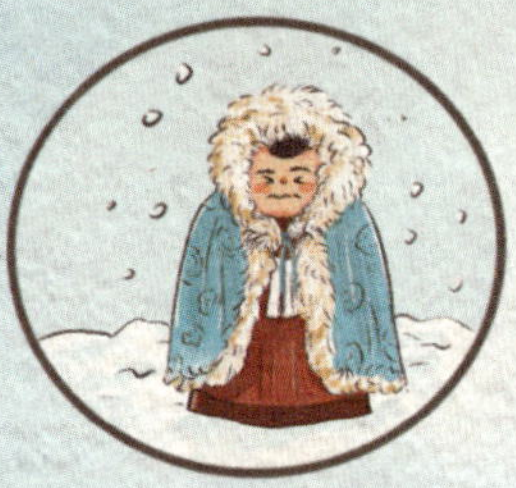

⑳ 小雪：11月21～23日
及时添衣

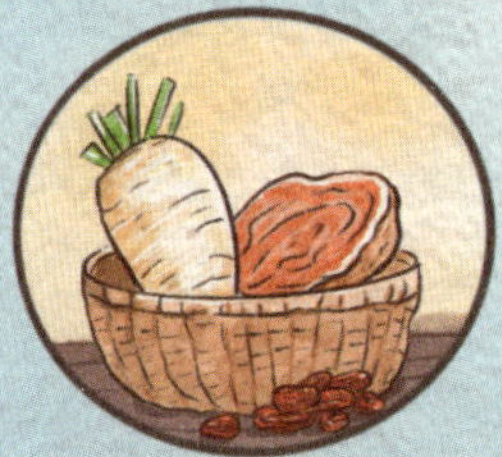

㉑ 大雪：12月6～8日
适宜吃羊肉、红枣、白萝卜

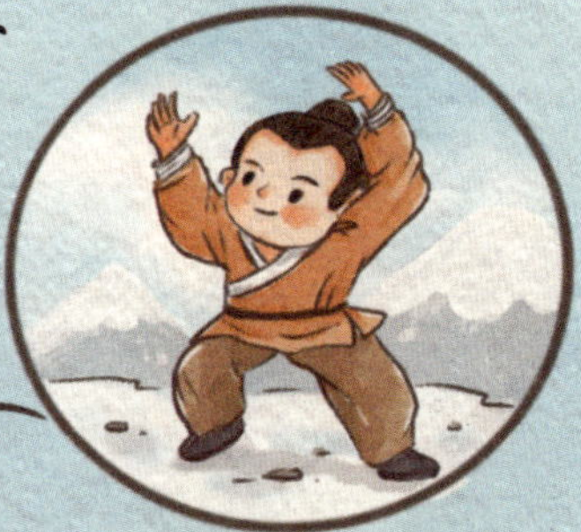

㉒ 冬至：12月21～23日
适宜练五禽戏

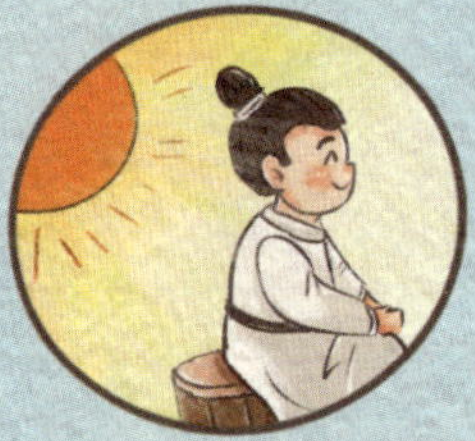

㉓ 小寒：1月5～7日
适宜晒背

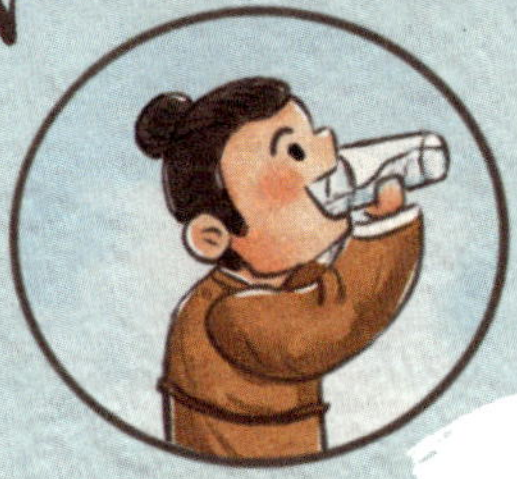

㉔ 大寒：1月19～21日
适宜饮热水

冬季养生：
冬补阳，
养肾防寒。

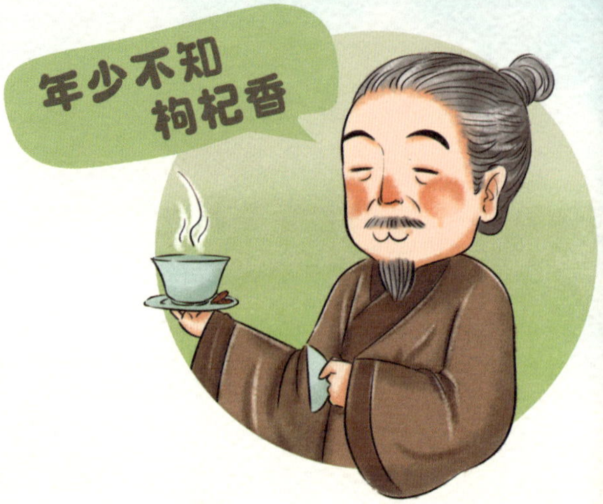

回乡偶书[1]

[唐] 贺知章

少小离家老大回，乡音[2]无改鬓毛衰[3]。
儿童相见[4]不相识，笑问客从何处来。

[注释]

①偶书：随便写的诗。
②乡音：家乡的口音。
③鬓毛衰：指鬓毛减少、疏落。
鬓毛：鬓角的头发。
④相见：即看见我。

[诗词欣赏]

我在年少时离开家乡，到了晚年才回来。我的乡音虽未改变，但鬓角的头发却已渐渐稀少。儿童们看见我，没有一个认识的。他们笑着询问："这位客人是从哪里来的呀？"

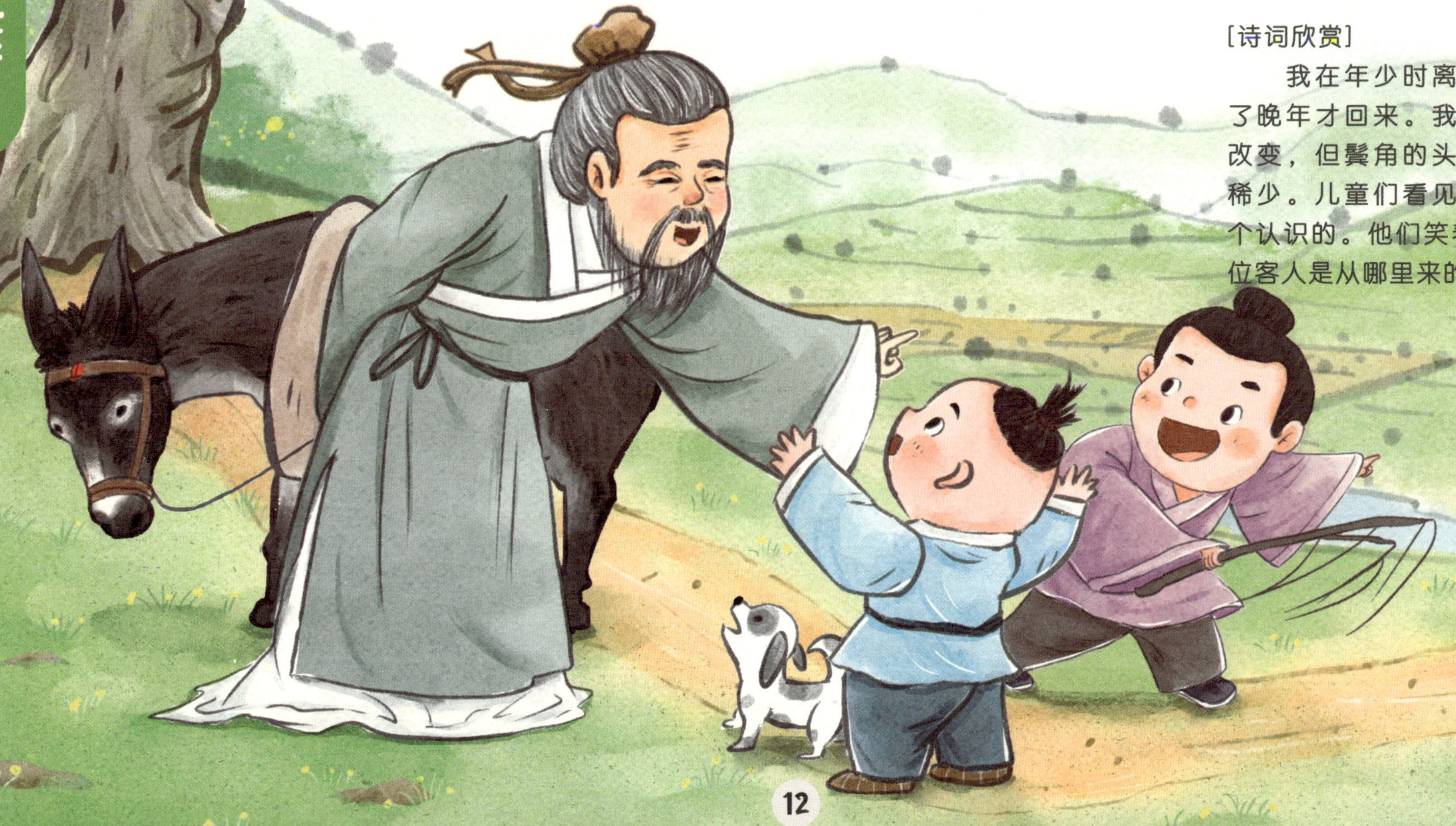

解密 头发生长的中医医理

“乡音无改鬓毛衰”这句诗意是乡音虽未改变，但鬓角的头发却已渐渐稀少。为什么人老了头发会变得稀少？从中医角度来说，人体的头发生长情况与气血密切相联，人在各个时期的气血盛衰不同，头发的生长情况也随之不同。

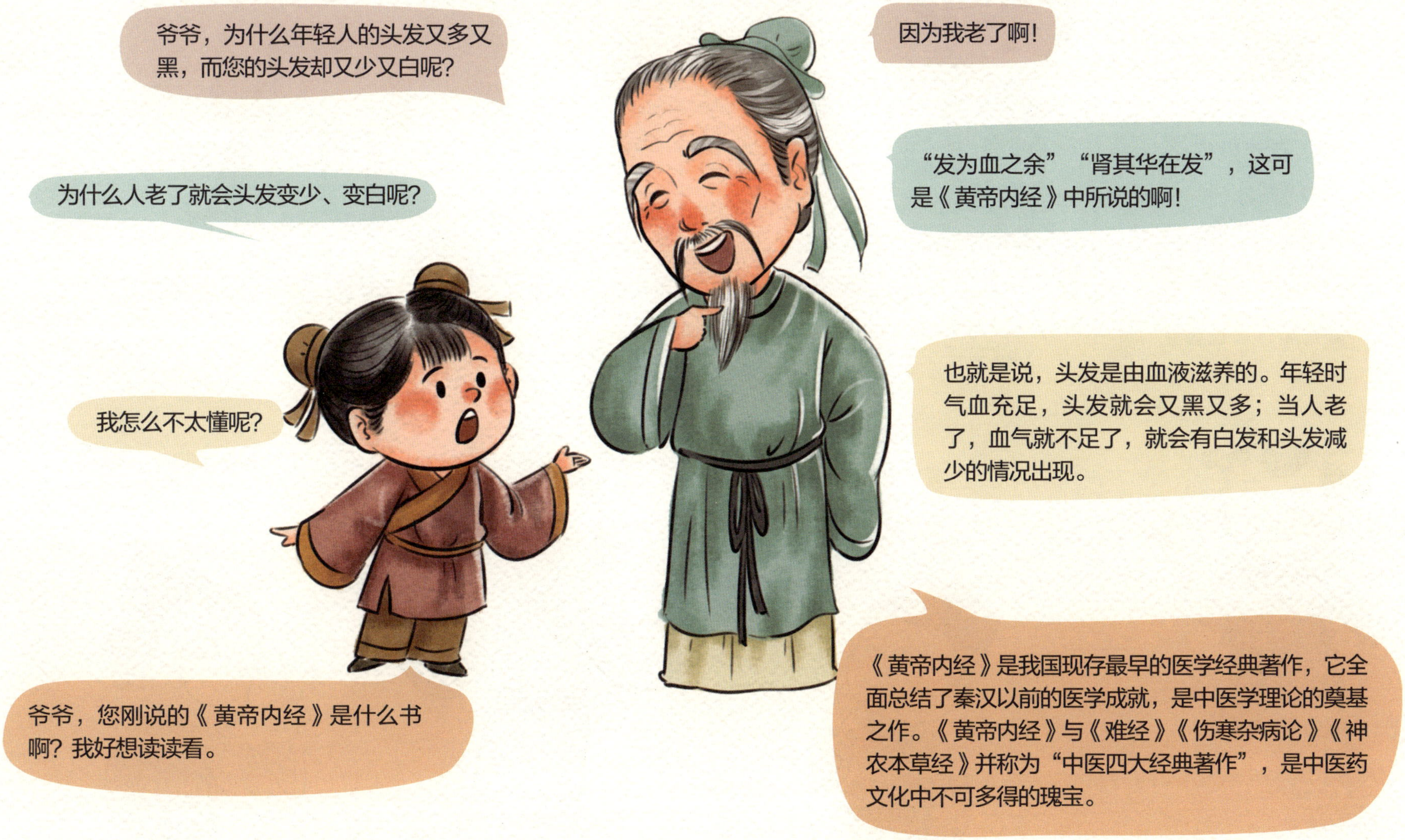

爷爷，为什么年轻人的头发又多又黑，而您的头发却又少又白呢？
因为我老了啊！
为什么人老了就会头发变少、变白呢？
“发为血之余”“肾其华在发”，这可是《黄帝内经》中所说的啊！
我怎么不太懂呢？
也就是说，头发是由血液滋养的。年轻时气血充足，头发就会又黑又多；当人老了，血气就不足了，就会有白发和头发减少的情况出现。
爷爷，您刚说的《黄帝内经》是什么书啊？我好想读读看。
《黄帝内经》是我国现存最早的医学经典著作，它全面总结了秦汉以前的医学成就，是中医学理论的奠基之作。《黄帝内经》与《难经》《伤寒杂病论》《神农本草经》并称为“中医四大经典著作”，是中医药文化中不可多得的瑰宝。

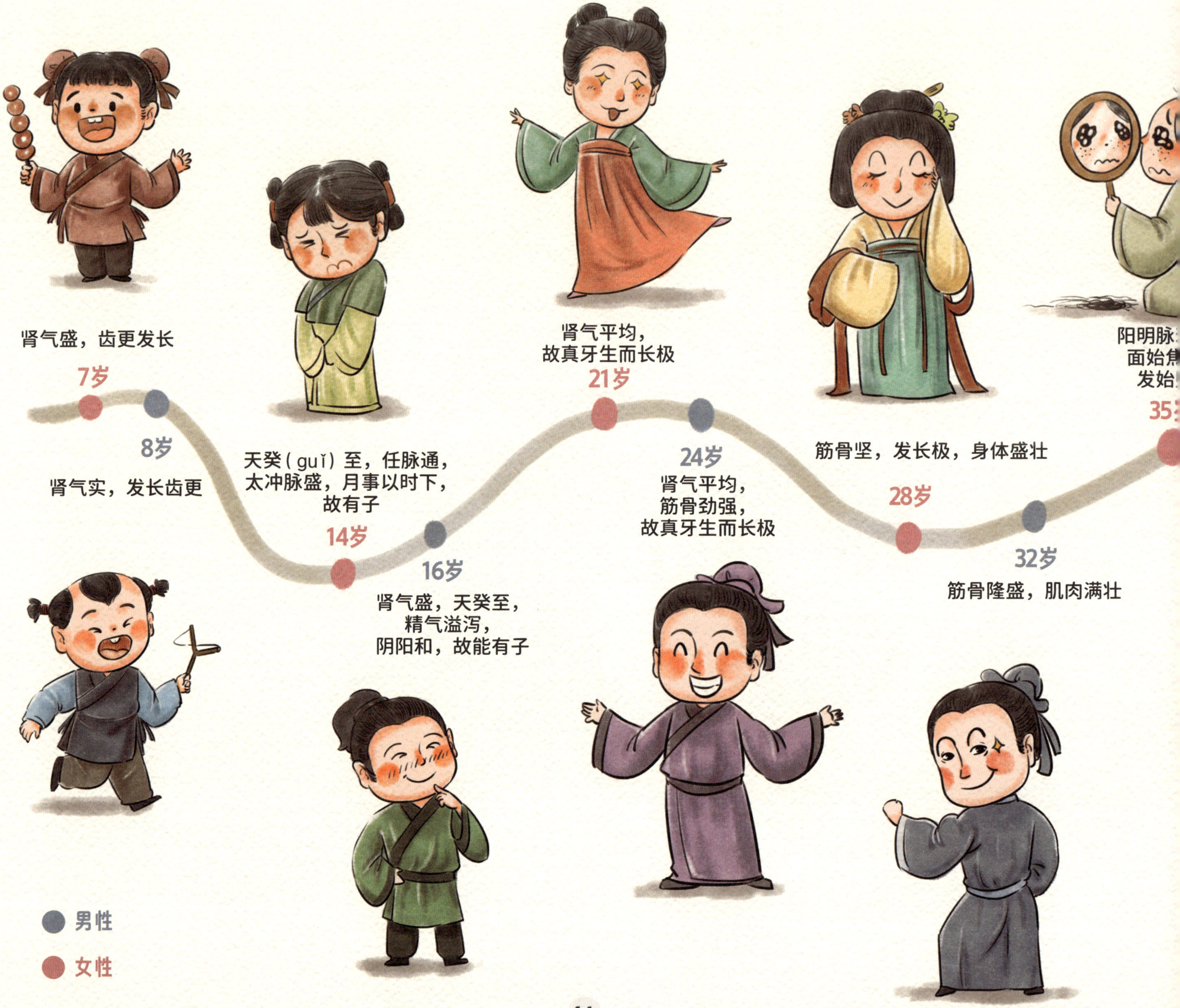
肾气盛，齿更发长
7岁
8岁
肾气实，发长齿更
天癸（guǐ）至，任脉通，
太冲脉盛，月事以时下，
故有子
14岁
16岁
肾气盛，天癸至，
精气溢泻，
阴阳和，故能有子
肾气平均，
故真牙生而长极
21岁
24岁
肾气平均，
筋骨劲强，
故真牙生而长极
筋骨坚，发长极，身体盛壮
28岁
32岁
筋骨隆盛，肌肉满壮
阳明脉
面始
发始
35
男性
女性

图解《黄帝内经》原文（节选）

女子七岁，肾气盛，齿更发长。二七而天癸至，任脉通，太冲脉盛，月事以时下，故有子。三七，肾气平均，故真牙生而长极。四七，筋骨坚，发长极，身体盛壮。五七，阳明脉衰，面始焦，发始堕。六七，三阳脉衰于上，面皆焦，发始白。七七，任脉虚，太冲脉衰少，天癸竭，地道不通，故形坏而无子也。

丈夫八岁，肾气实，发长齿更。二八，肾气盛，天癸至，精气溢泻，阴阳和，故能有子。三八，肾气平均，筋骨劲强，故真牙生而长极。四八，筋骨隆盛，肌肉满壮。五八，肾气衰，发堕齿槁。六八，阳气衰竭于上，面焦，发鬓斑白。七八，肝气衰，筋不能动，天癸竭，精少，肾脏衰，形体皆极。八八，则齿发去。

——《黄帝内经·素问·上古天真论》

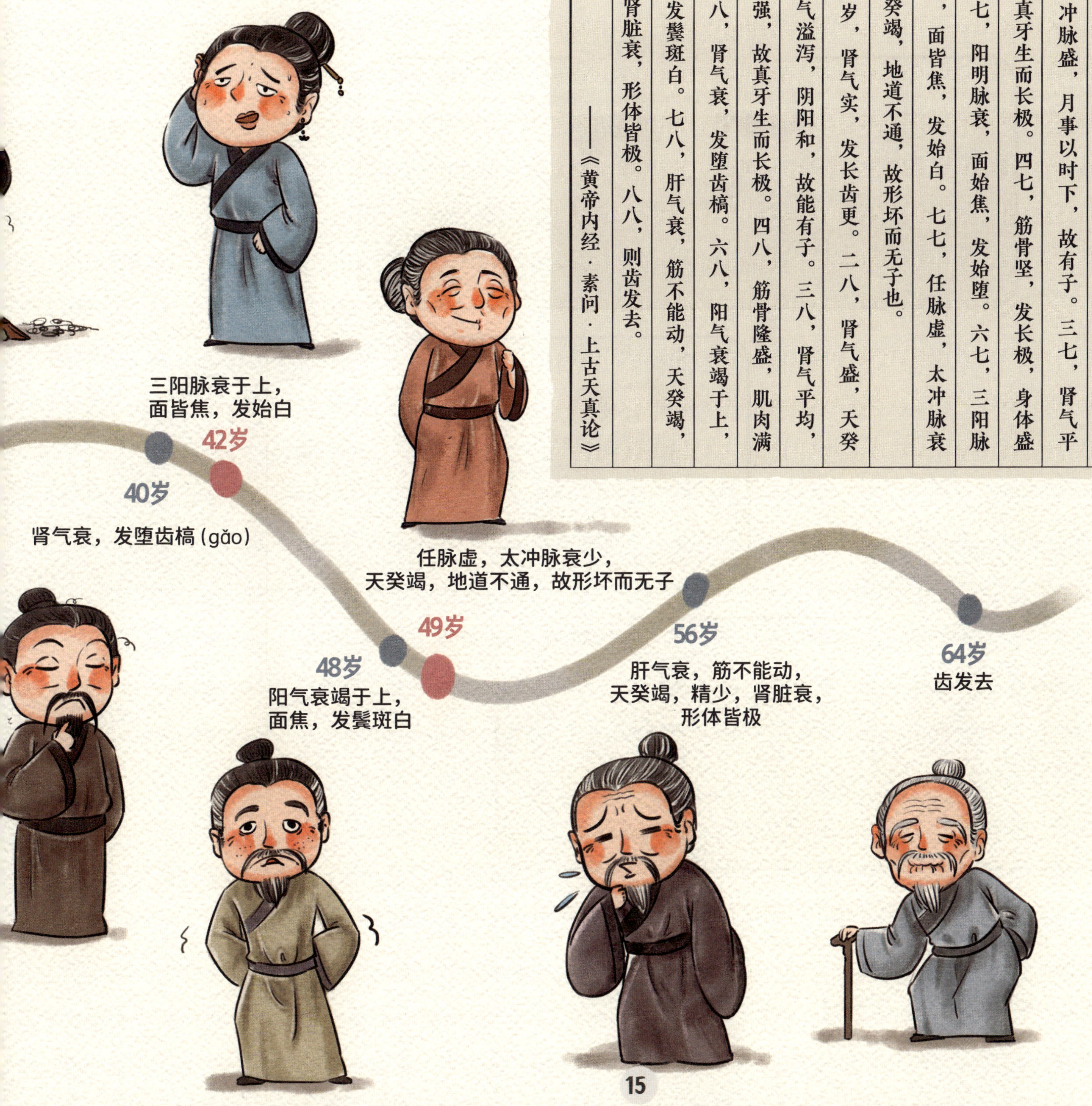

“儿童相见不相识”中的中医知识

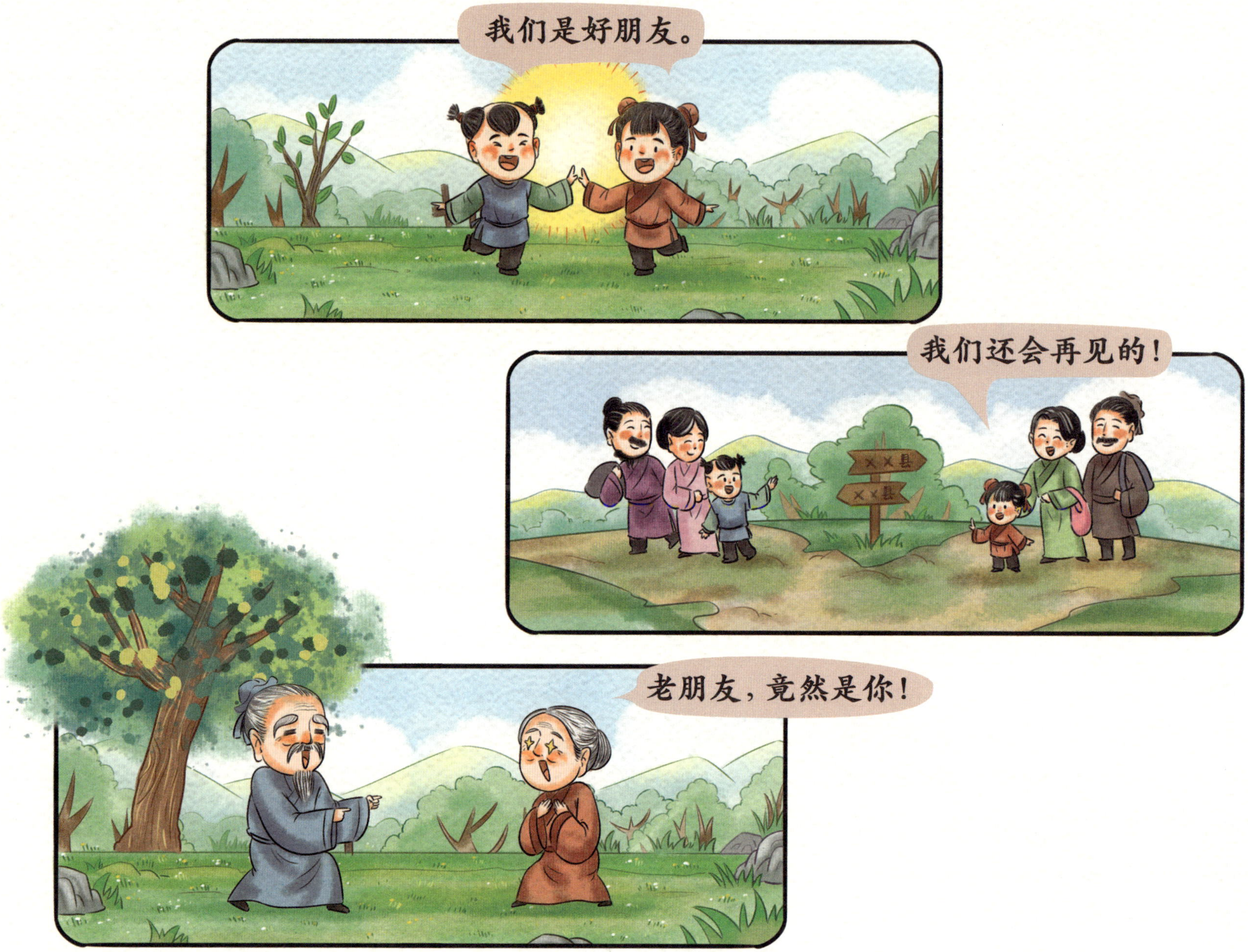
我们是好朋友。
我们还会再见的！
××县
××县
老朋友，竟然是你！

“儿童相见不相识”反映了孩童时期离开家乡，长大后面貌、体态会发生改变。中医认为，面貌、体态是人体脏腑的气血、阴阳变化的外在表现。当人衰老时，脏腑的气血不充足，影响了人体功能的正常运行，就会出现头发变白、发量稀疏，面部皮肤松弛、皱纹增多变深、肤色暗淡、出现色斑等变化，同时也会有步履蹒跚、弯腰驼背等体态方面的表现。

“少白头”是身体发出的警告

人在自然老化时会生出白发，但有些人在青少年时期也会长出白发，这就是人们常说的“少白头”。头为诸阳之会，人体头部有多条经络循行经过，是气血汇聚之处，因此我们可以从白发出现的不同部位来判断身体的健康状况。

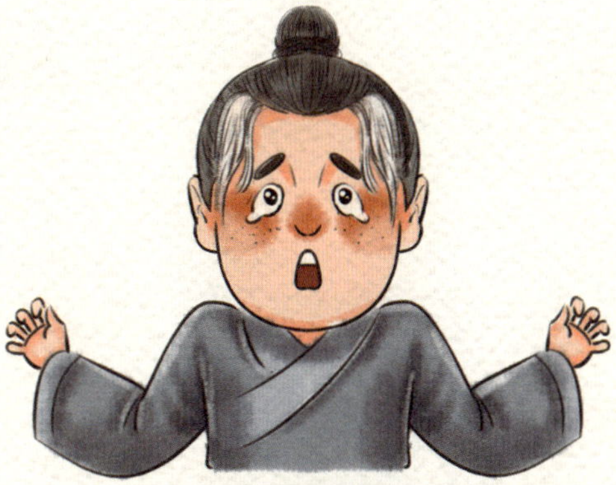

前额白发

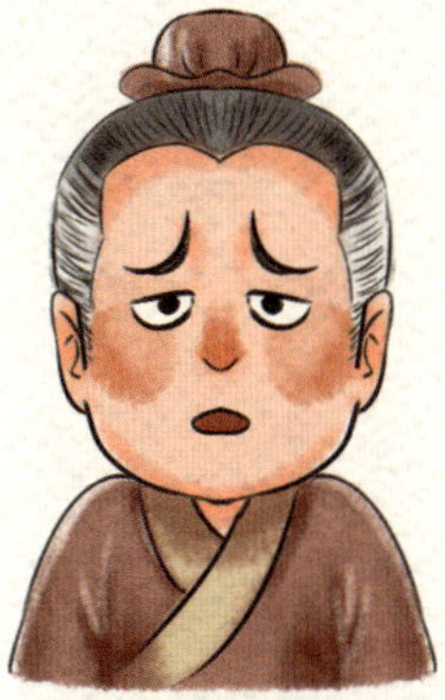

两鬓白发

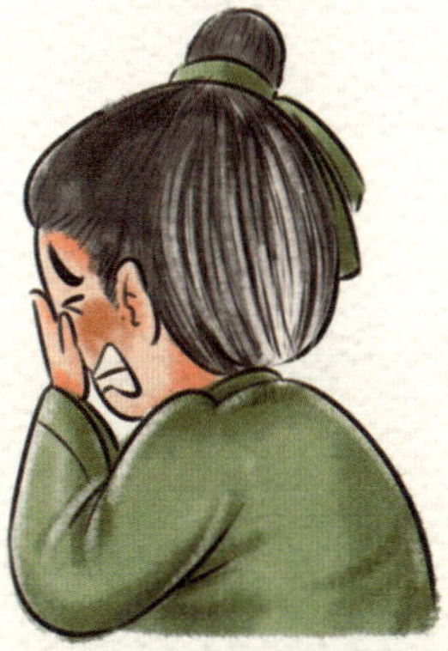

后脑勺白发

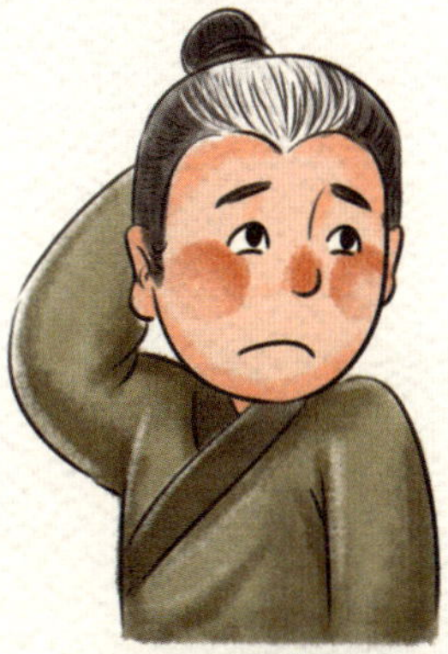

头顶白发

在人体中，经络是脏腑与脏腑、脏腑与五官九窍及肢体的肌肉皮肤等组织信息联系的通道。经络像一张巨大的公路交通网络分布在人体各处，气血通过一条条经络通路被运送到人体全身的各个部位。因此，经络通、气血足，有利于人体健康。

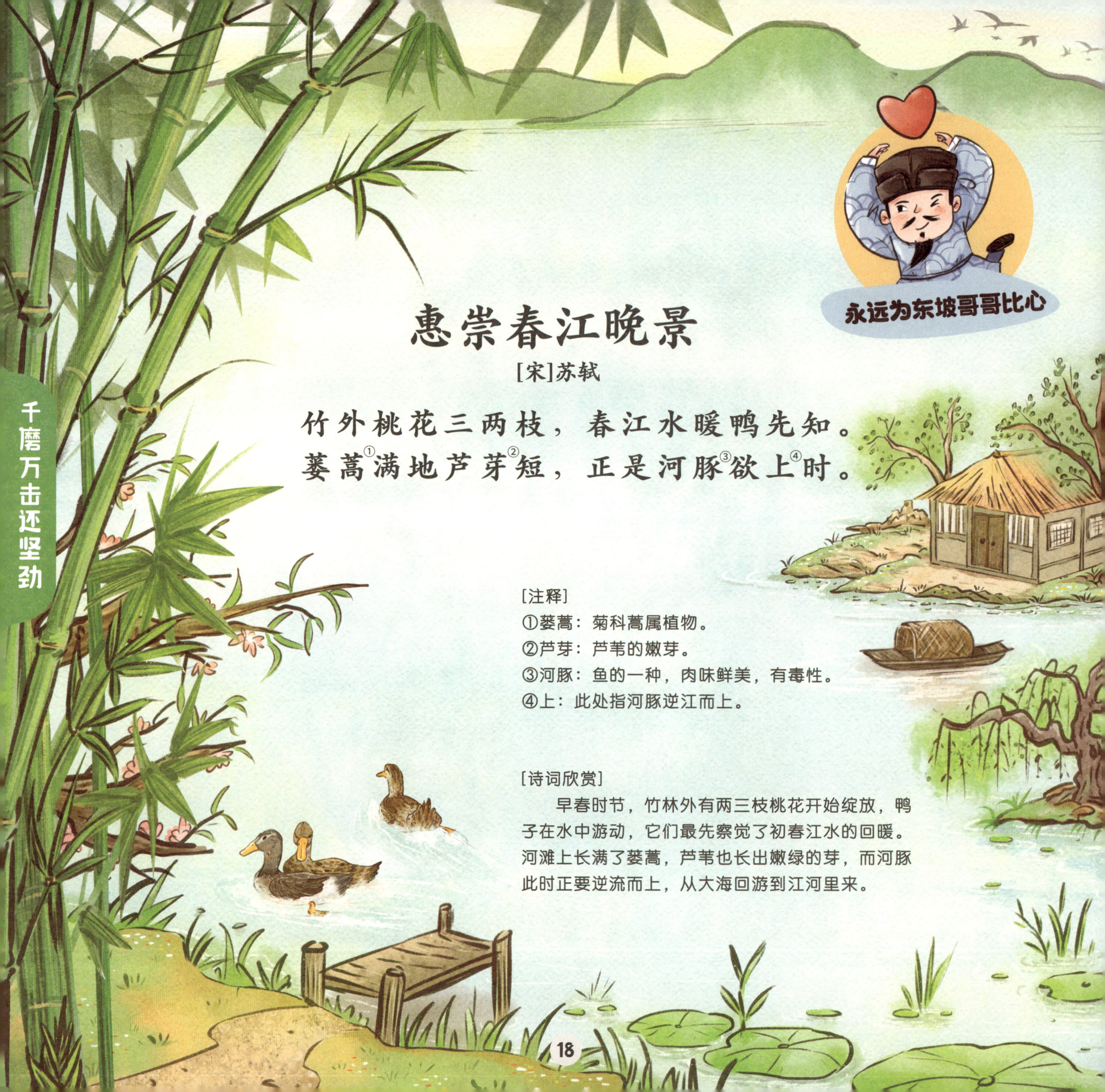

惠崇春江晚景

[宋]苏轼

竹外桃花三两枝，春江水暖鸭先知。
蒌蒿[①]满地芦芽[②]短，正是河豚[③]欲上[④]时。

[注释]

①蒌蒿：菊科蒿属植物。

②芦芽：芦苇的嫩芽。

③河豚：鱼的一种，肉味鲜美，有毒性。

④上：此处指河豚逆江而上。

[诗词欣赏]

早春时节，竹林外有两三枝桃花开始绽放，鸭子在水中游动，它们最先察觉了初春江水的回暖。河滩上长满了蒌蒿，芦苇也长出嫩绿的芽，而河豚此时正要逆流而上，从大海回游到江河里来。

苏轼的中医情缘

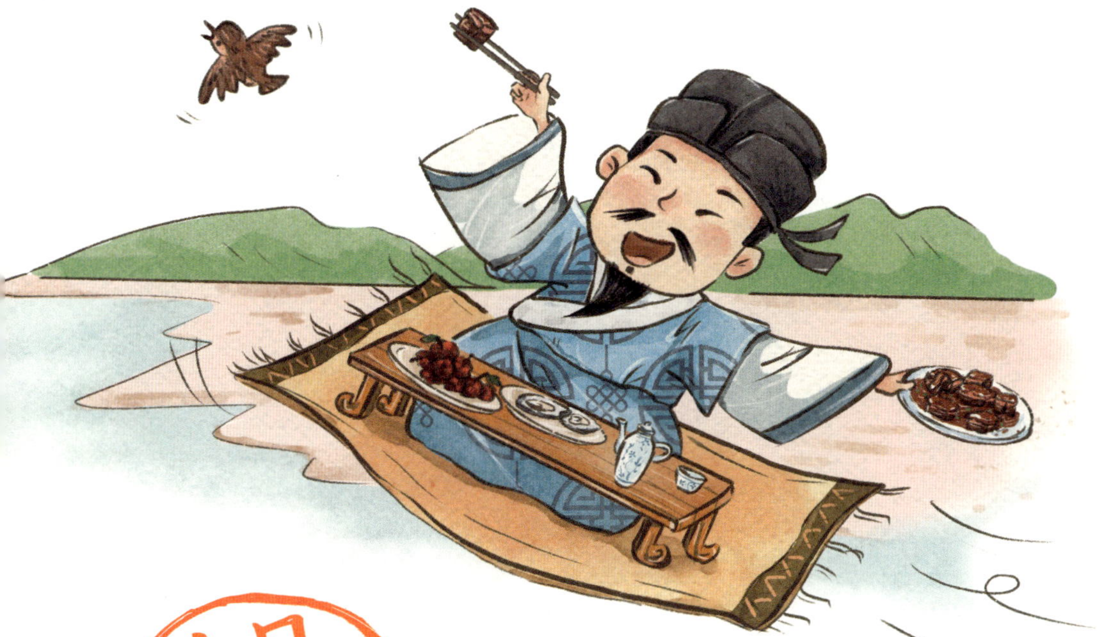

本诗作者苏轼，字子瞻，号东坡居士，他不仅是北宋时期的文坛魁首，也是“儒而知医”的代表人物，在中医药学、养生学方面颇具成就，并通过自身的影响力不遗余力地传播中医药文化。

苏轼凭借他深厚的医学素养，留下了诸多珍贵的论医箴言，著名的《苏学士方》便是他收集整理的验方。后来人们把《苏学士方》与沈括的《良方》合编成《苏沈良方》，一直留存至今。

今日大新闻

治疫高手

苏轼不但具有心怀天下苍生的大儒担当，而且还拥有以医泽惠民众的情怀。他以自己的博学和智慧，积极探寻医学之道，力求为民众减轻病痛，用实际行动诠释了医者的仁爱济世之心。苏轼在杭州为官期间，面对瘟疫流行、百姓痛苦不堪的状况，他将抗疫良方“圣散子”无偿分发给百姓，同时创建了“安乐坊”救治生病百姓。据说，“安乐坊”是中国历史上第一家面向公众的公立医院。

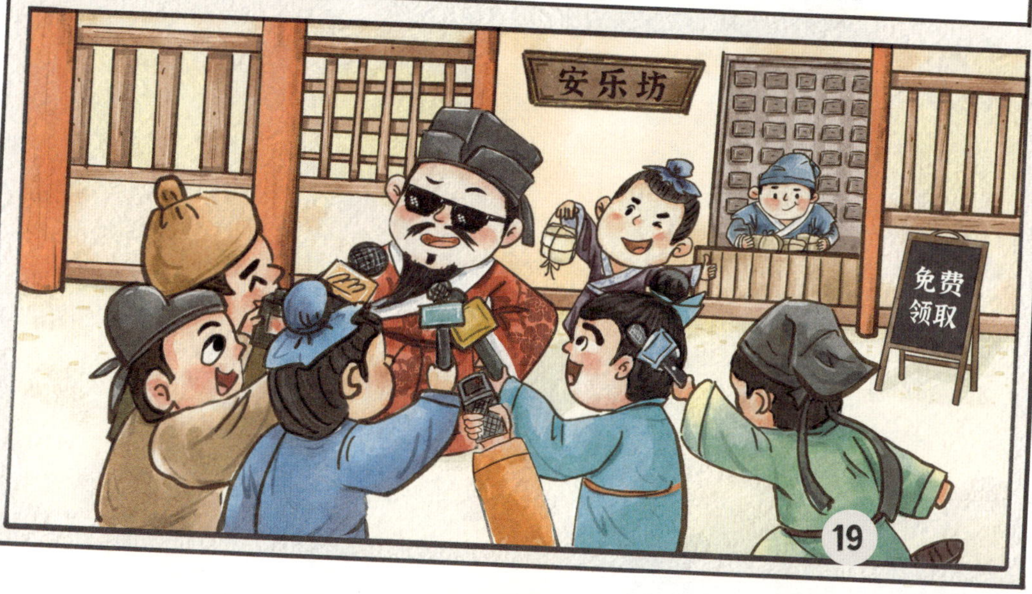
安乐坊
免费
领取

“老寿星”的养生秘诀

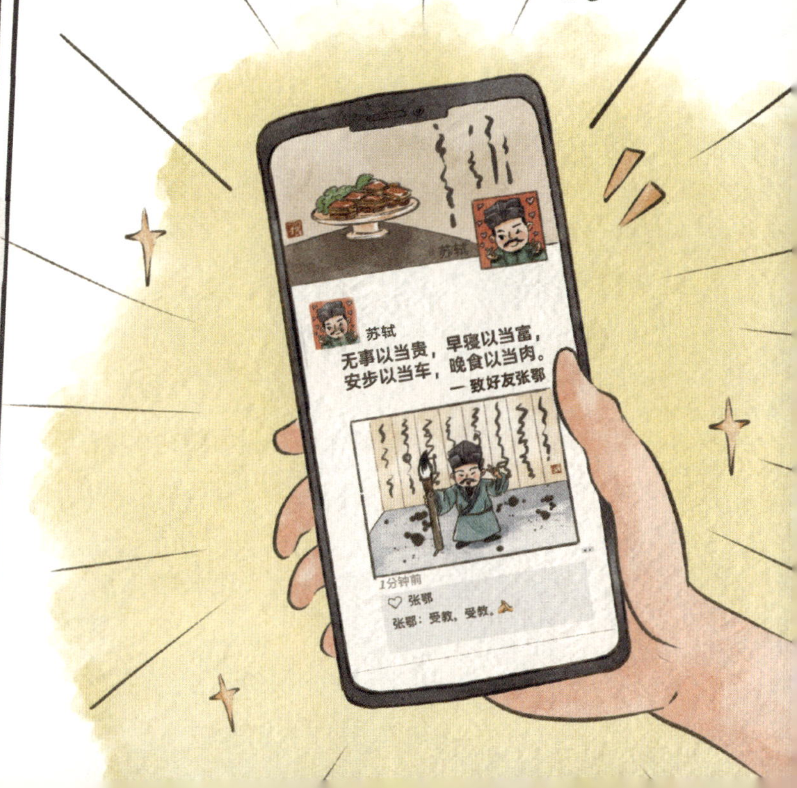
苏轼
苏轼
无事以当贵，早寝以当富，
安步以当车，晚食以当肉。
——致好友张鄂
1分钟前
张鄂
张鄂：受教，受教。

藏在竹林里的中药

“竹外桃花三两枝”里的竹子在生活中的用途很多，而在中医里它也是一味中药材。竹全身上下都是宝，不同的部位有不同的功效。

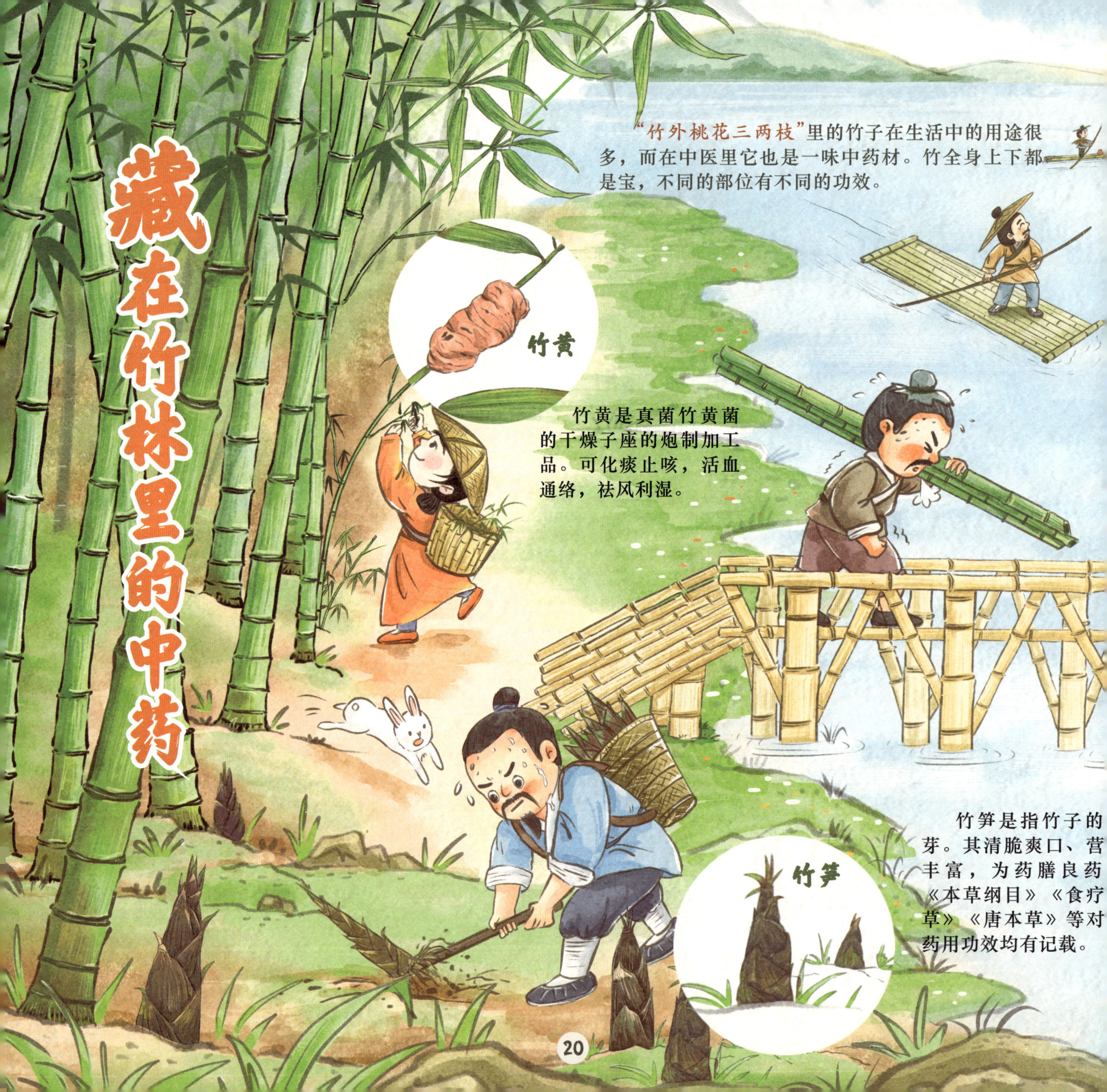

竹黄是真菌竹黄菌的干燥子座的炮制加工品。可化痰止咳，活血通络，祛风利湿。

竹笋是指竹子的芽。其清脆爽口、营丰富，为药膳良药《本草纲目》《食疗草》《唐本草》等对药用功效均有记载。

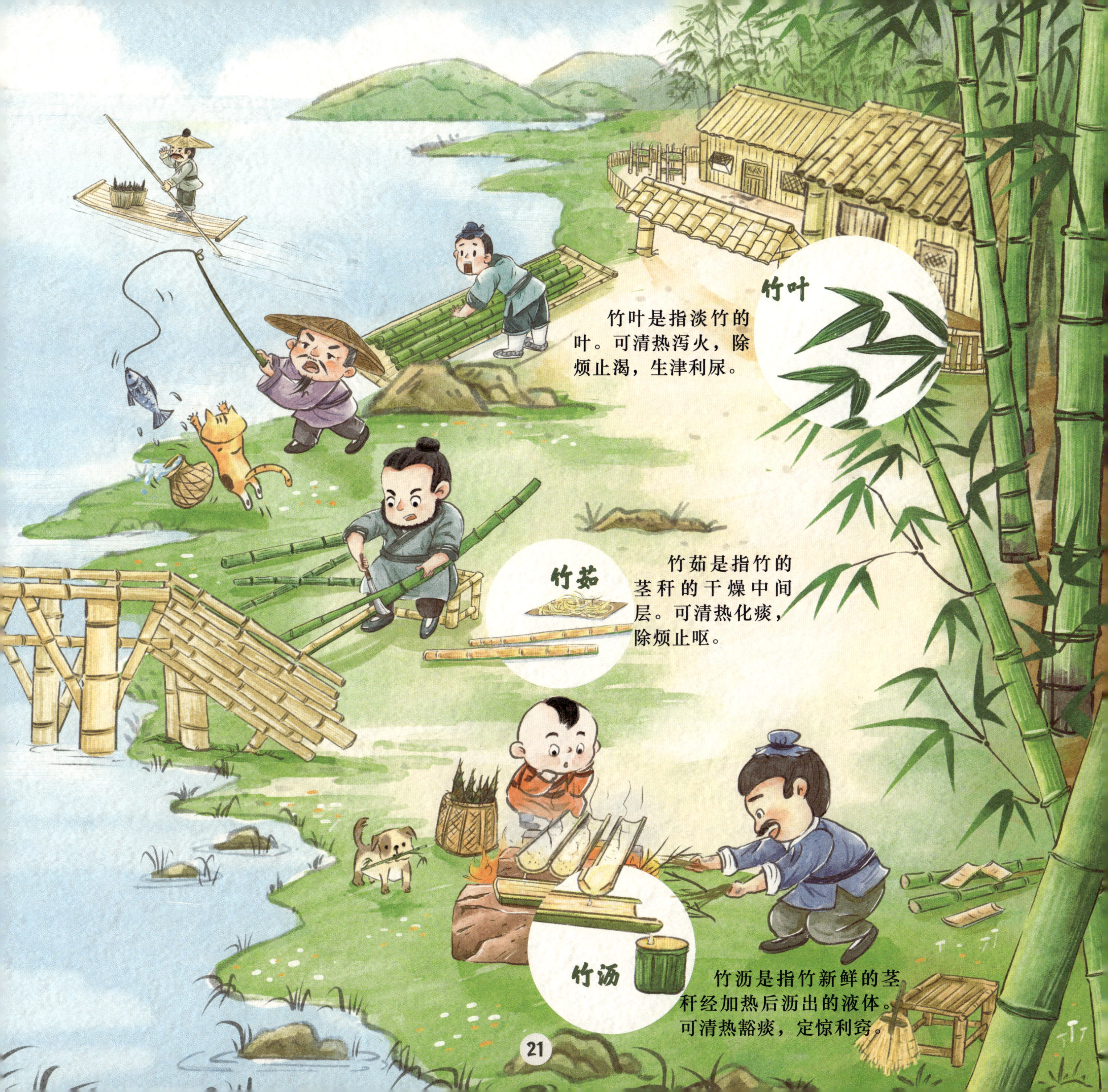

竹叶

竹叶是指淡竹的叶。可清热泻火，除烦止渴，生津利尿。

竹茹

竹茹是指竹的茎秆的干燥中间层。可清热化痰，除烦止呕。

竹沥

竹沥是指竹新鲜的茎秆经加热后沥出的液体。可清热豁痰，定惊利窍。

青蒿济世　科研报国

“蒌蒿满地芦芽短”中的蒌蒿是菊科蒿属植物，另外还有一种广为人知的蒿属植物是青蒿。青蒿是菊科植物黄花蒿的干燥地上部分，我国大部分地区都有分布。青蒿，性寒，味辛、苦，具有清热、截疟的功效，是治疗疟疾的良药。

青蒿之所以成为家喻户晓的“明星”，与屠呦呦和《肘后备急方》密不可分。正是《肘后备急方》中记载的“青蒿一握，以水二升渍，绞取汁，尽服之”这段话使屠呦呦得到启发并成功提取青蒿素，解决了长期困扰医学界的抗疟治疗难题。

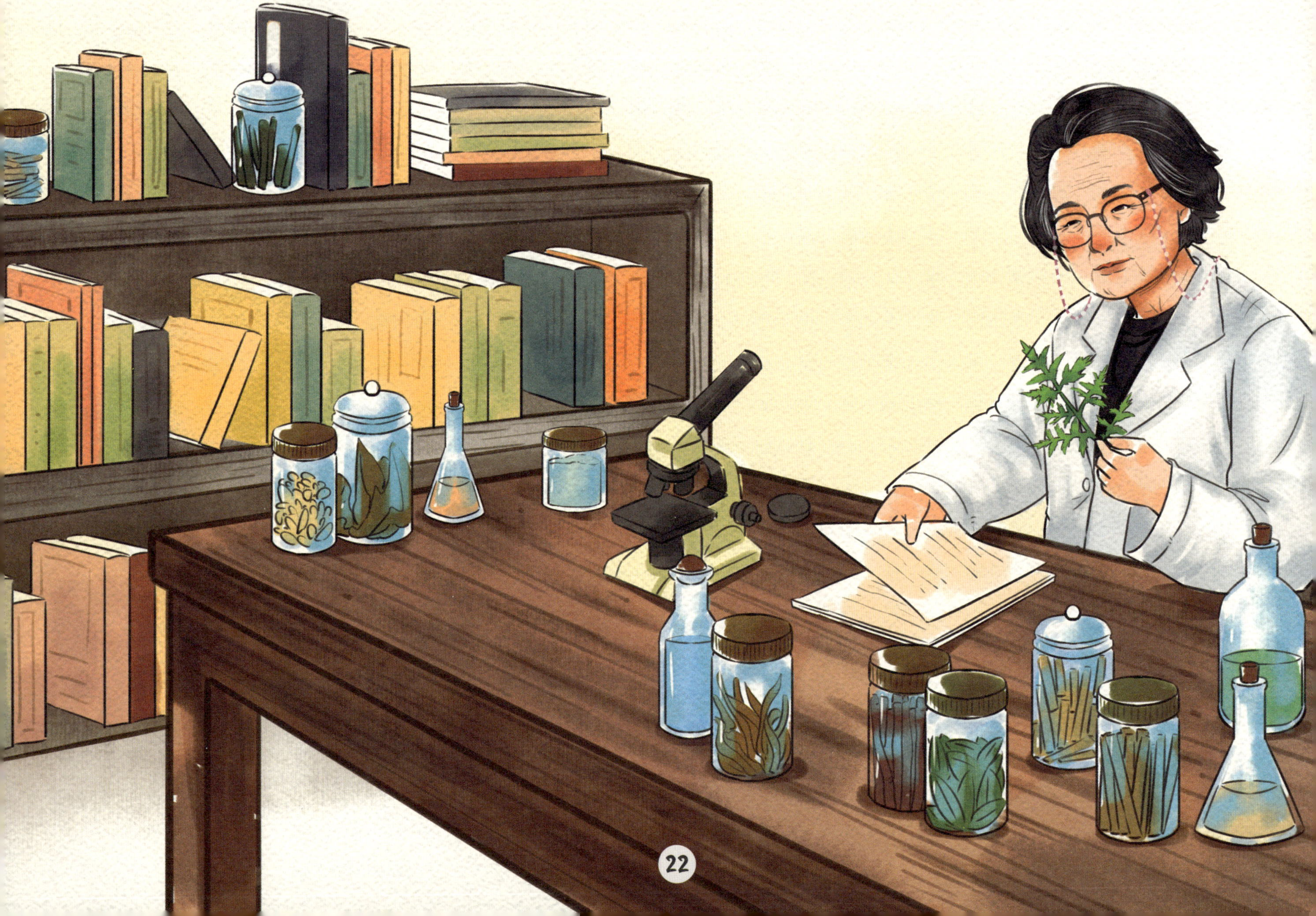

2011年

中国中医科学院杰出贡献奖

2015年

诺贝尔生理学或医学奖

2016年

“感动中国”2015年度人物

2017年

2016年度国家最高科学技术奖

2018年

改革先锋

2019年

共和国勋章

感动中国颁奖词

青蒿一握，水二升，浸渍了千多年，直到你出现。为了一个使命，执着于千百次实验。萃取出古老文化的精华，深深植入当代世界，帮人类渡过一劫。呦呦鹿鸣，食野之蒿。今有嘉宾，德音孔昭。

屠呦呦

药学家。多年从事中药和中西药结合研究，突出贡献是创制新型抗疟药青蒿素和双氢青蒿素。2015年10月获得诺贝尔生理学或医学奖，是第一位获诺贝尔科学奖项的中国本土科学家，这是中国医学界迄今为止获得的最高奖项，也是中医药成果获得的最高奖项。

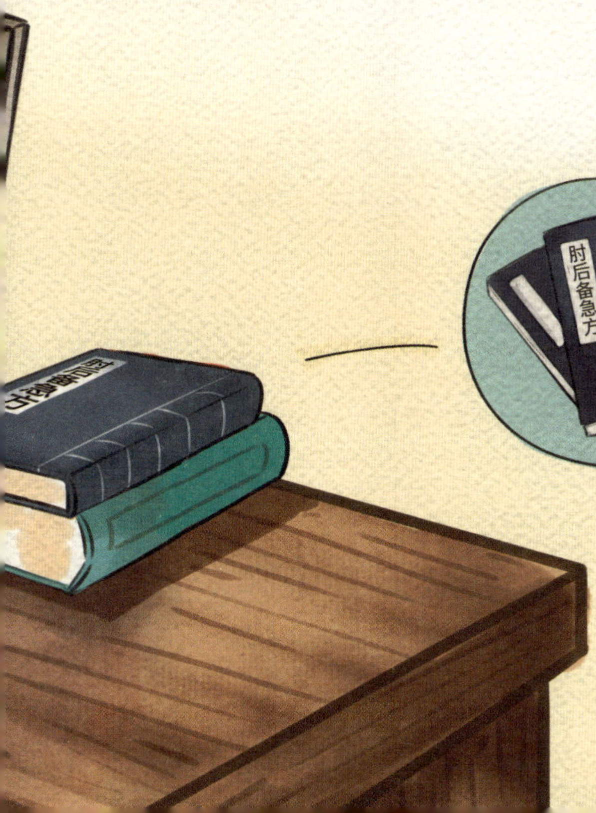

《肘后备急方》是中国古代的一部重要医学著作，由东晋时期葛洪所著。书中记载了大量简易有效的医方和急救方法，对各种疾病的治疗有着丰富的记录。同时，它也是世界上最早记载天花病、寄生虫病等内容的著作。

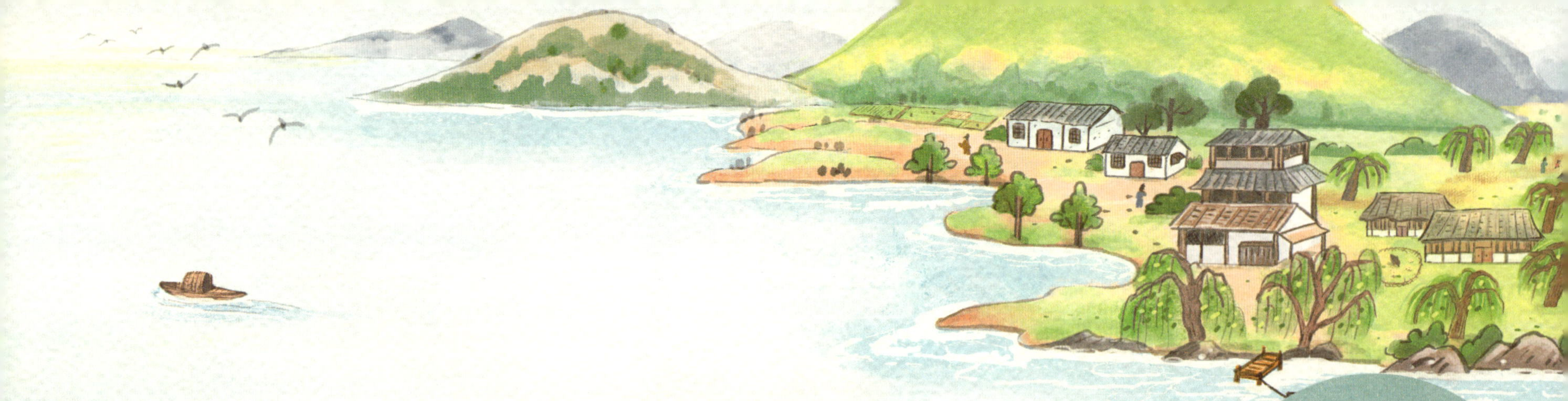

端午即事

[宋]文天祥

五月五日午，赠我一枝艾。
故人不可见，新知①万里外。
丹心②照夙昔，鬓发日已改。
我欲从灵均③，三湘隔辽海。

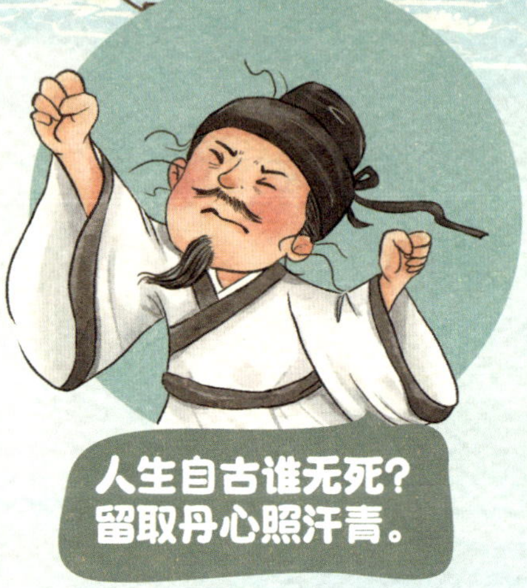

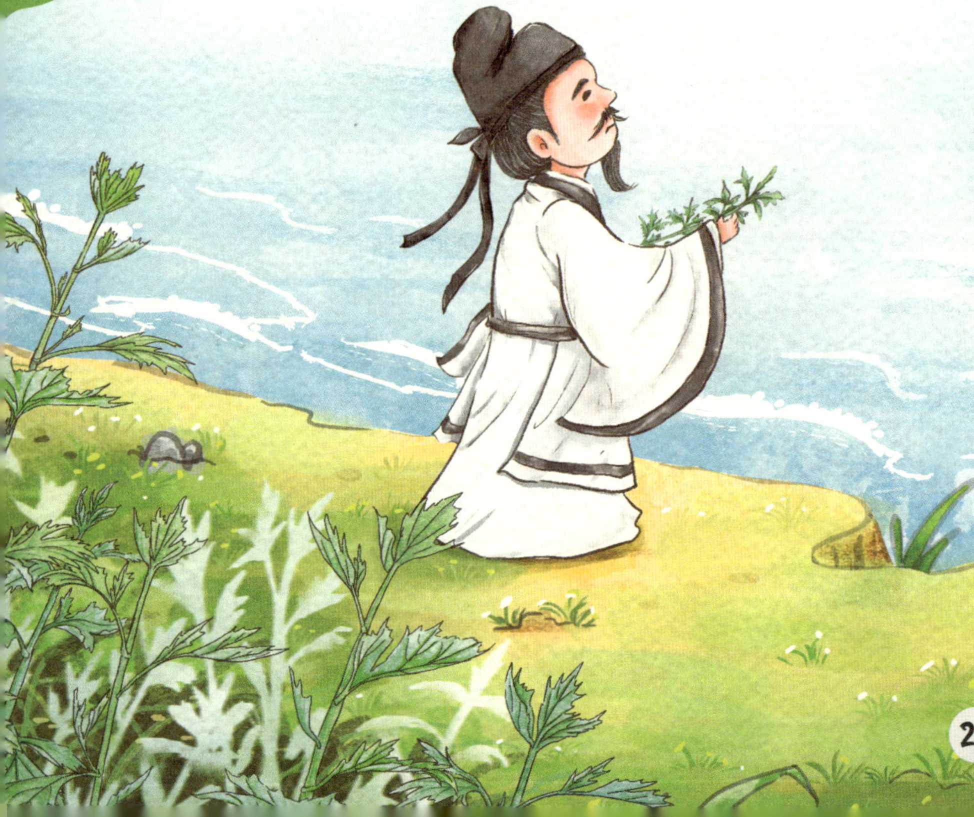

[注释]

①新知：新结交的知己。

②丹心：指赤诚的心，一般以“碧血丹心”来形容为国尽忠的人。

③灵均：屈原的字。屈原名平，字原；又自云名正则，字灵均。

[诗词欣赏]

五月五日的端午节，你赠予了我一枝艾草。老朋友无法见到，新结交的朋友又在万里之外。往日一心只想为国尽忠的人，现在已经白发苍苍。我想要从屈原那里得到希望，只是三湘被辽海阻隔太过遥远。

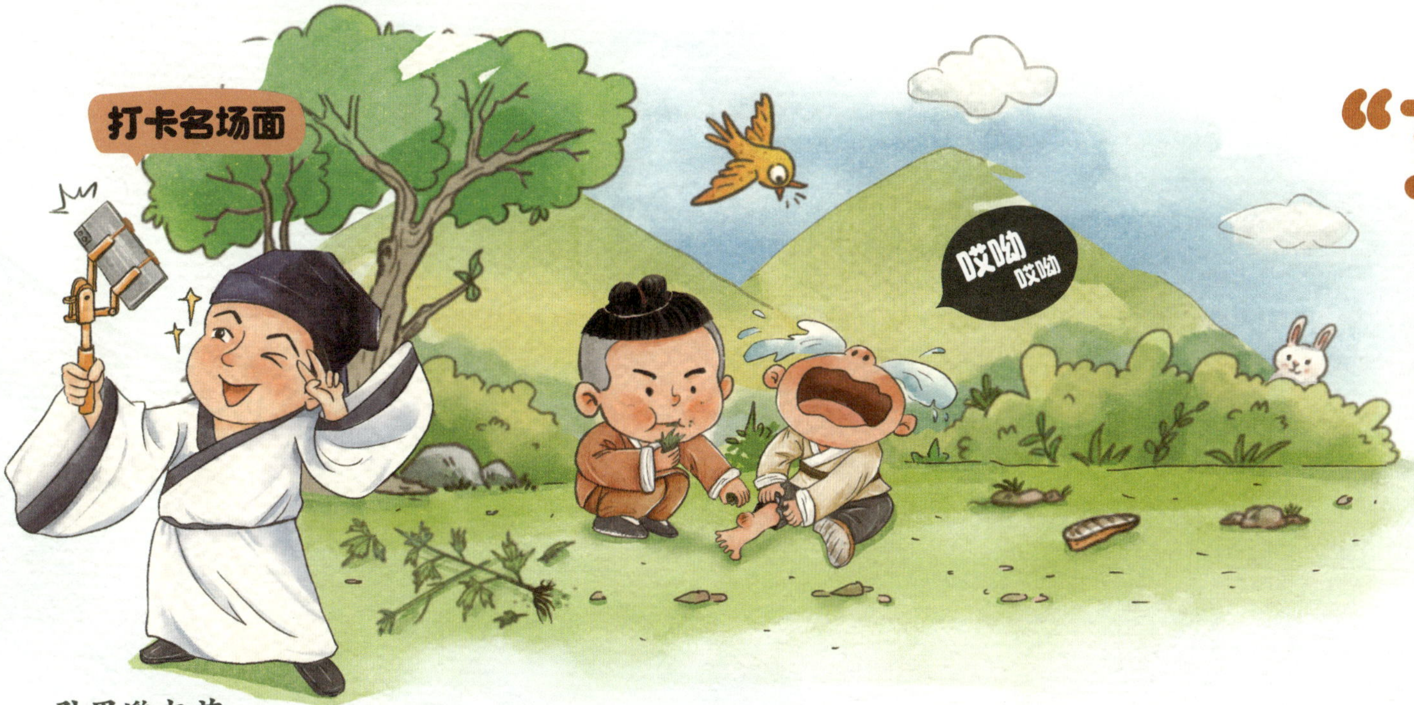
打卡名场面
哎呦
哎呦

“艾”中医

孙思邈与艾

唐朝名医孙思邈自幼好学，经常跟着父亲到山上采药。据传说，有一天他的朋友不小心崴了脚，疼痛难忍，一直哎呦哎呦地哭喊，这时候只见小孙思邈拔起一把草放在嘴里嚼烂，然后将草敷在了朋友脚部肿起的部位上。神奇的一幕发生了，过了一会儿，受伤的地方渐渐消肿了。因朋友哭声是哎呦哎呦的，于是孙思邈就把这种草药叫做艾草。这就是“百草之王”艾草的起源。

鲍姑与艾

鲍姑，自幼博览群书，尤喜医学，精通灸法，是我国医学史上第一位女灸学家。

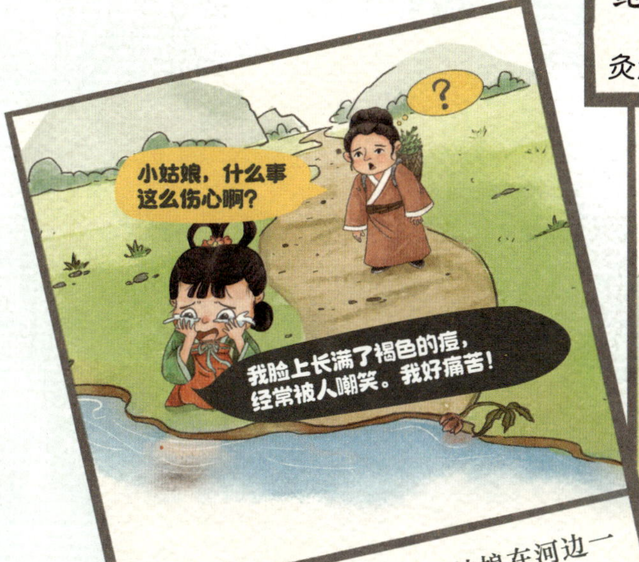
小姑娘，什么事这么伤心啊？
?
我脸上长满了褐色的痘，经常被人嘲笑。我好痛苦！

一日，鲍姑看到一个姑娘在河边一边照自己的脸一边流泪哭泣。

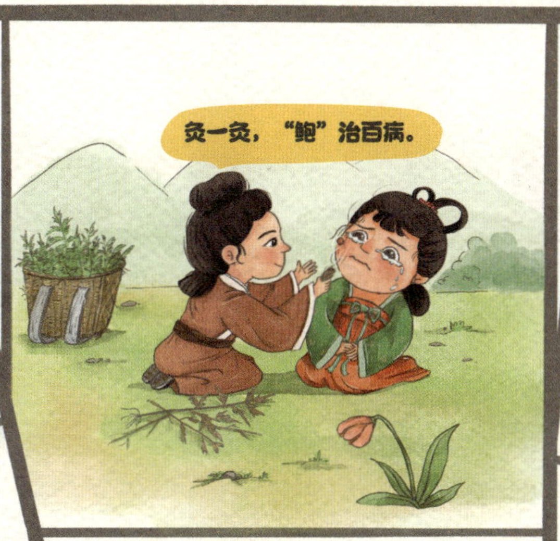
灸一灸，“鲍”治百病。

她发现姑娘脸上长满了褐色的痘，小的像针头，大的像豌豆。于是她用火点燃艾条在姑娘脸上轻轻熏灼。

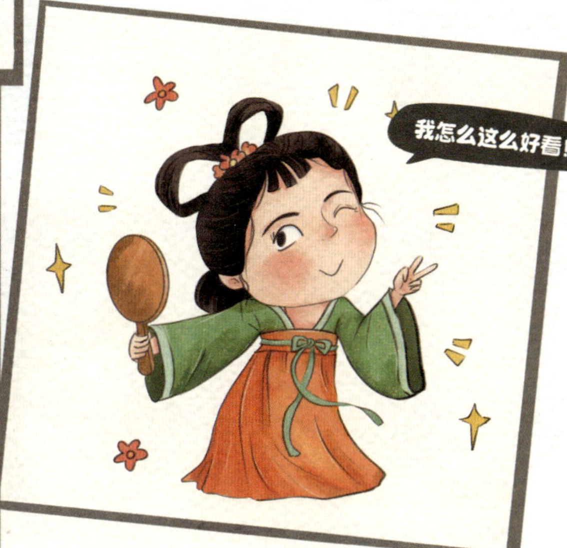
我怎么这么好看！

坚持治疗了一段时间后，姑娘脸上的痘慢慢都消失了。

艾草那些事儿

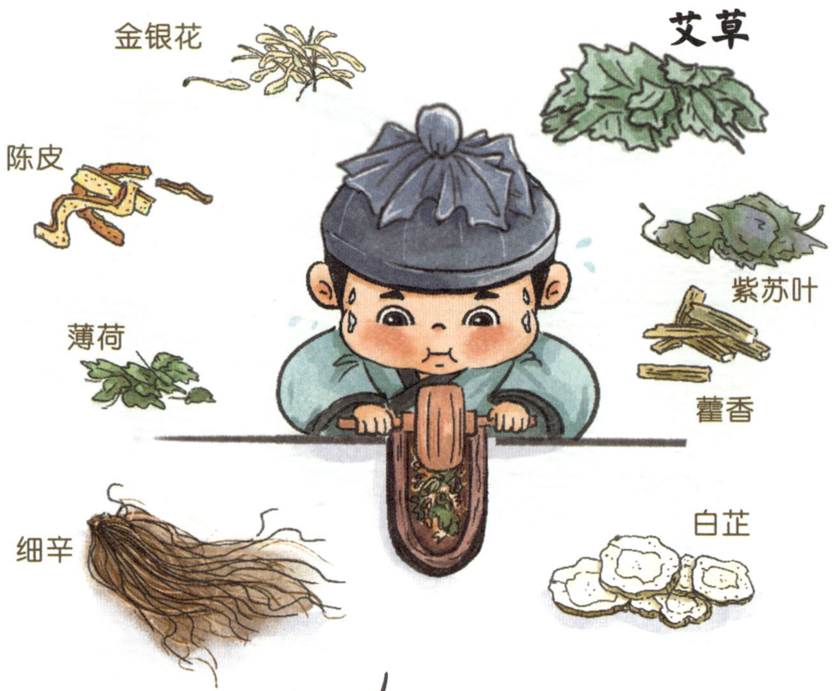
金银花
艾草
陈皮
紫苏叶
薄荷
藿香
细辛
白芷

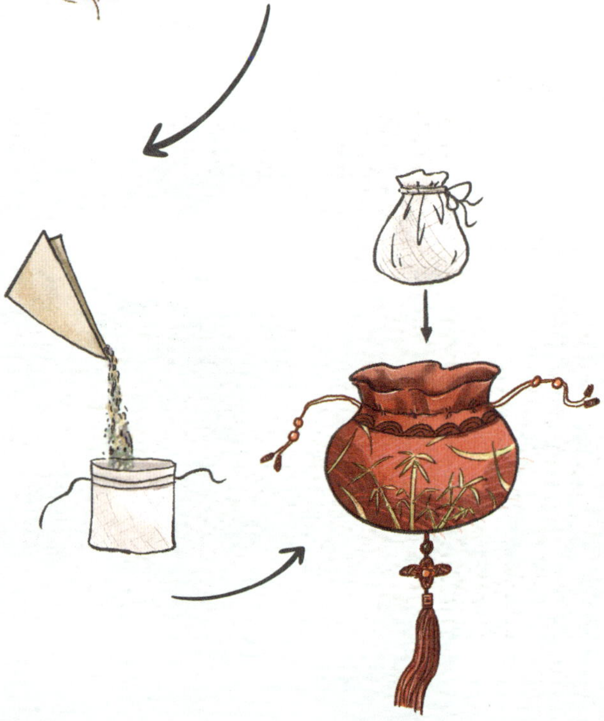

端午戴个香囊袋，
一年不怕五虫害。

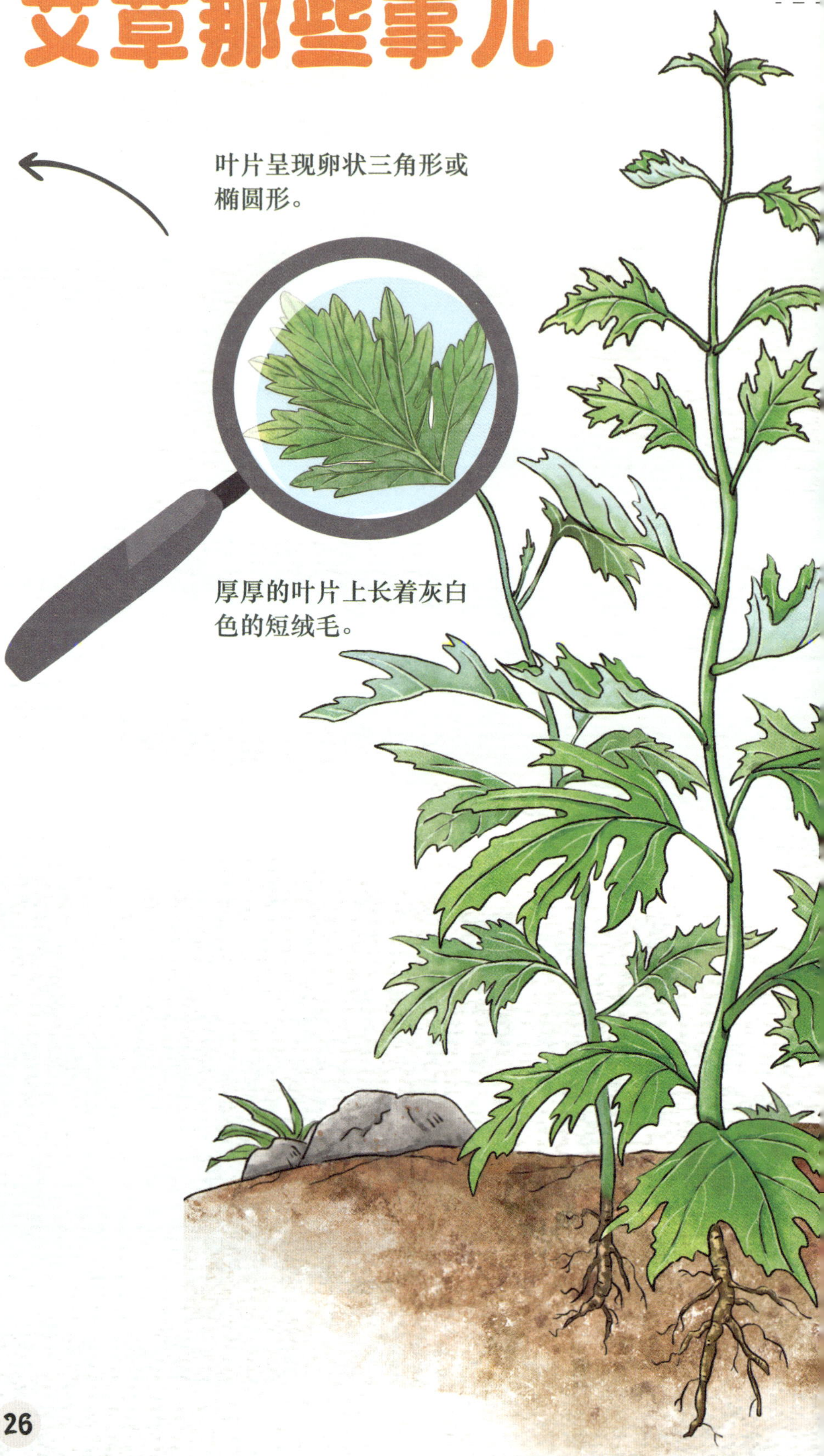
叶片呈现卵状三角形或椭圆形。
厚厚的叶片上长着灰白色的短绒毛。

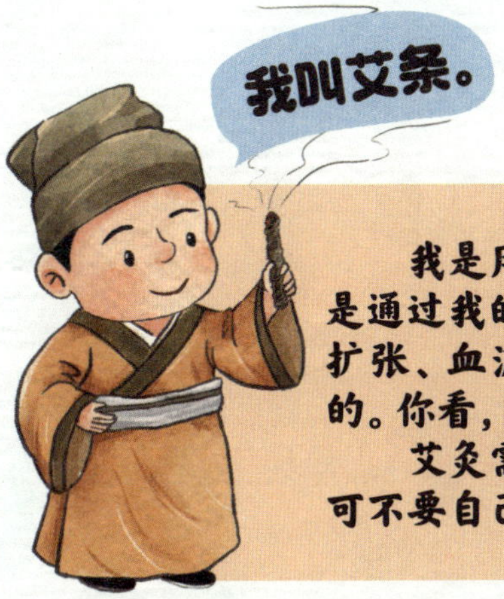

我是用艾叶制成的。中医说的艾灸就是通过我的燃烧熏灼体表，使身体的血管扩张、血流加速，增强人体的抗病能力的。你看，我是不是拥有神奇的功效呢？

艾灸需要由专业医师操作，小朋友们可不要自己尝试，以免受伤哦！

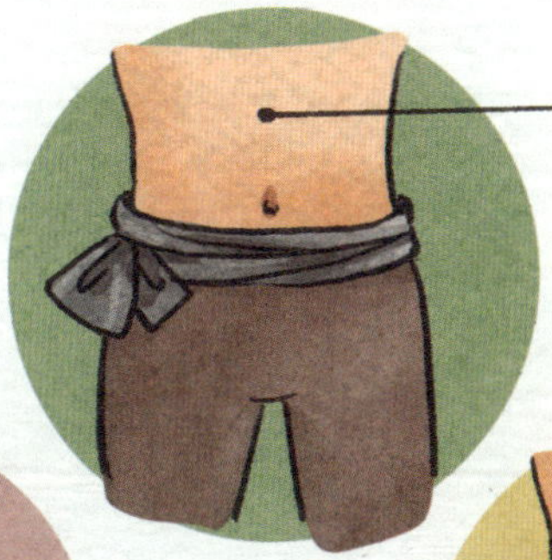

灸一灸中脘穴，可以促进胃肠道消化。

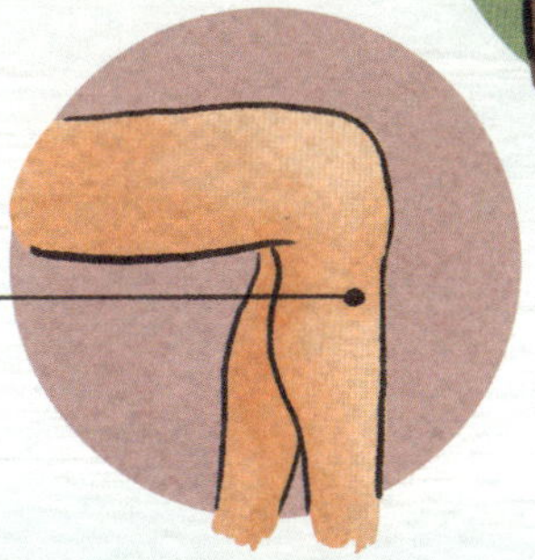

灸一灸足三里，调节脾胃，增强抗病能力。

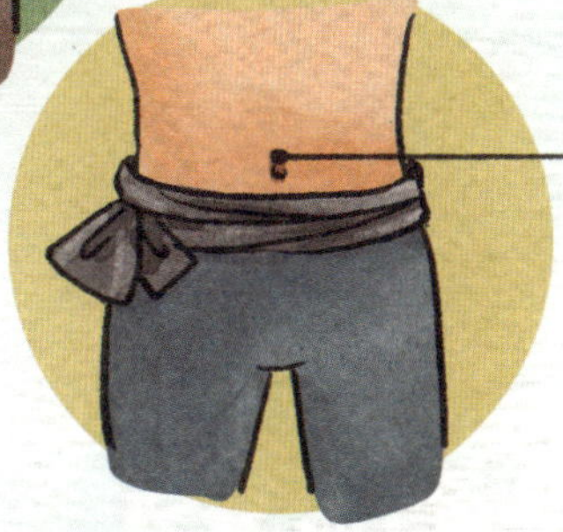

腹泻、胀气的时候可以灸一灸神阙穴。

艾草茎高80～150厘米，笔直的茎上细下粗。

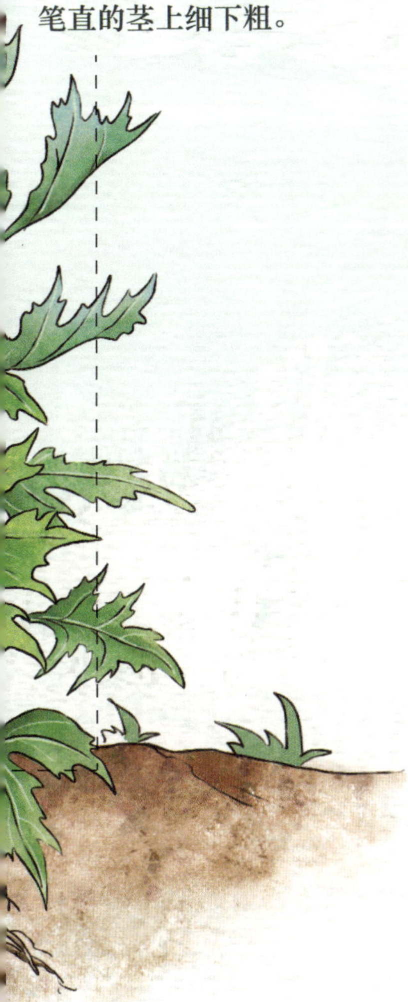

艾	艾	艾	艾
艾	草	艾	灸
艾	绒	艾	蒿

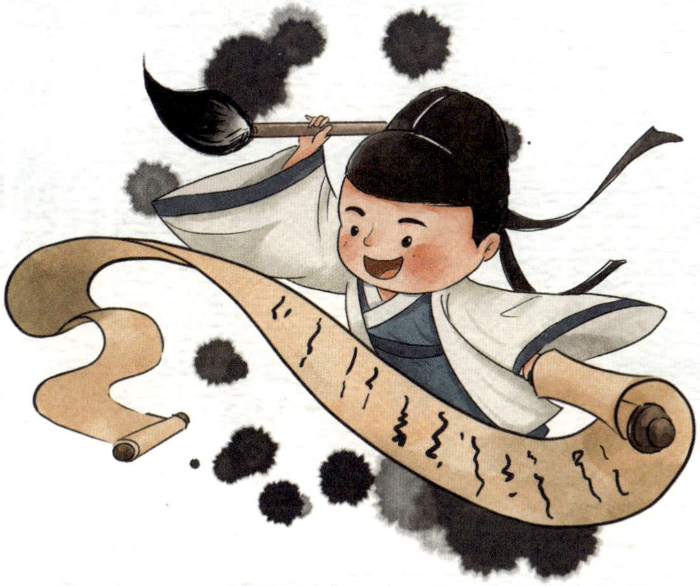

端午习俗中的中医文化

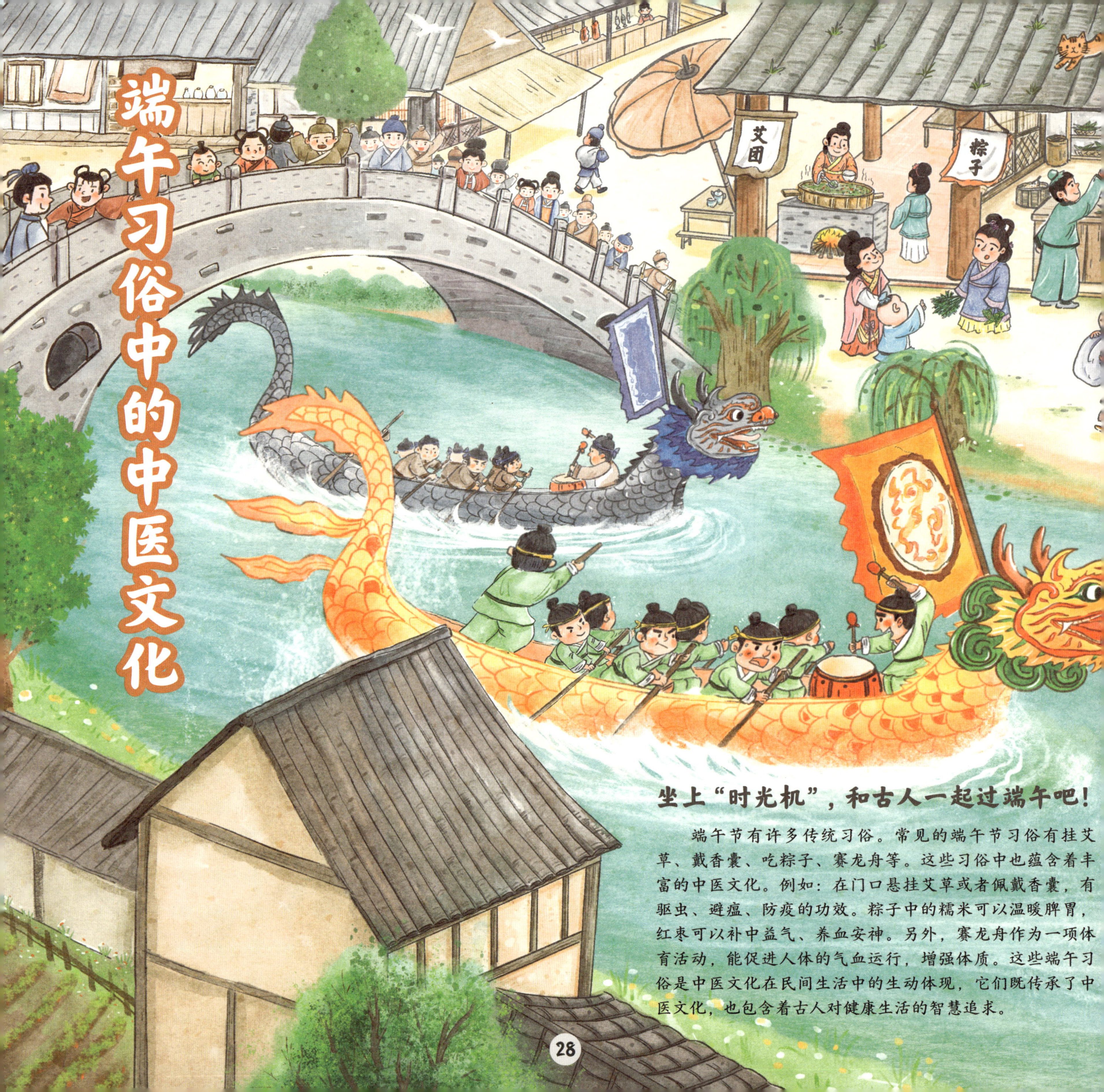

坐上“时光机”，和古人一起过端午吧！

端午节有许多传统习俗。常见的端午节习俗有挂艾草、戴香囊、吃粽子、赛龙舟等。这些习俗中也蕴含着丰富的中医文化。例如：在门口悬挂艾草或者佩戴香囊，有驱虫、避瘟、防疫的功效。粽子中的糯米可以温暖脾胃，红枣可以补中益气、养血安神。另外，赛龙舟作为一项体育活动，能促进人体的气血运行，增强体质。这些端午习俗是中医文化在民间生活中的生动体现，它们既传承了中医文化，也包含着古人对健康生活的智慧追求。

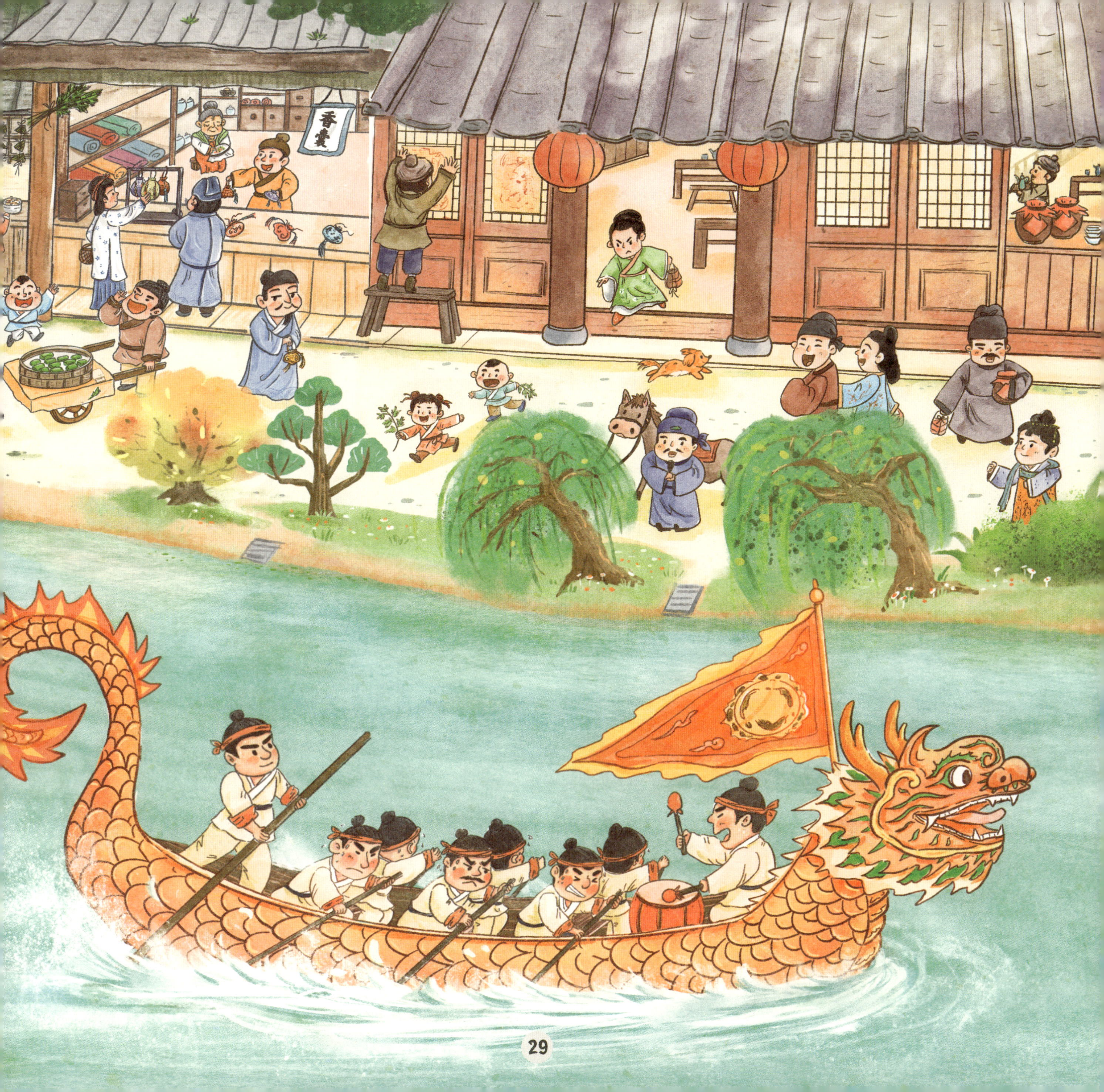
香囊

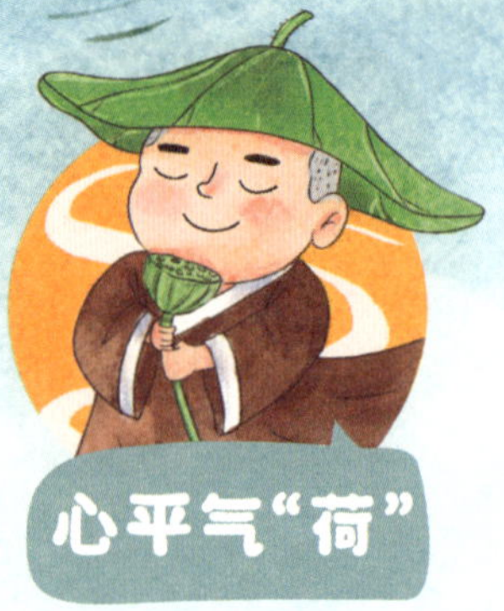

江南

汉乐府[①]

江南可[②]采莲，
莲叶何[③]田田[④]。
鱼戏[⑤]莲叶间。
鱼戏莲叶东，
鱼戏莲叶西，
鱼戏莲叶南，
鱼戏莲叶北。

[注释]

①汉乐府：是汉代官方设立的采诗制乐机构。
②可:正好。
③何:多么。
④田田:形容莲叶茂盛的样子。
⑤戏:嬉戏，玩耍。这里指鱼儿戏水。

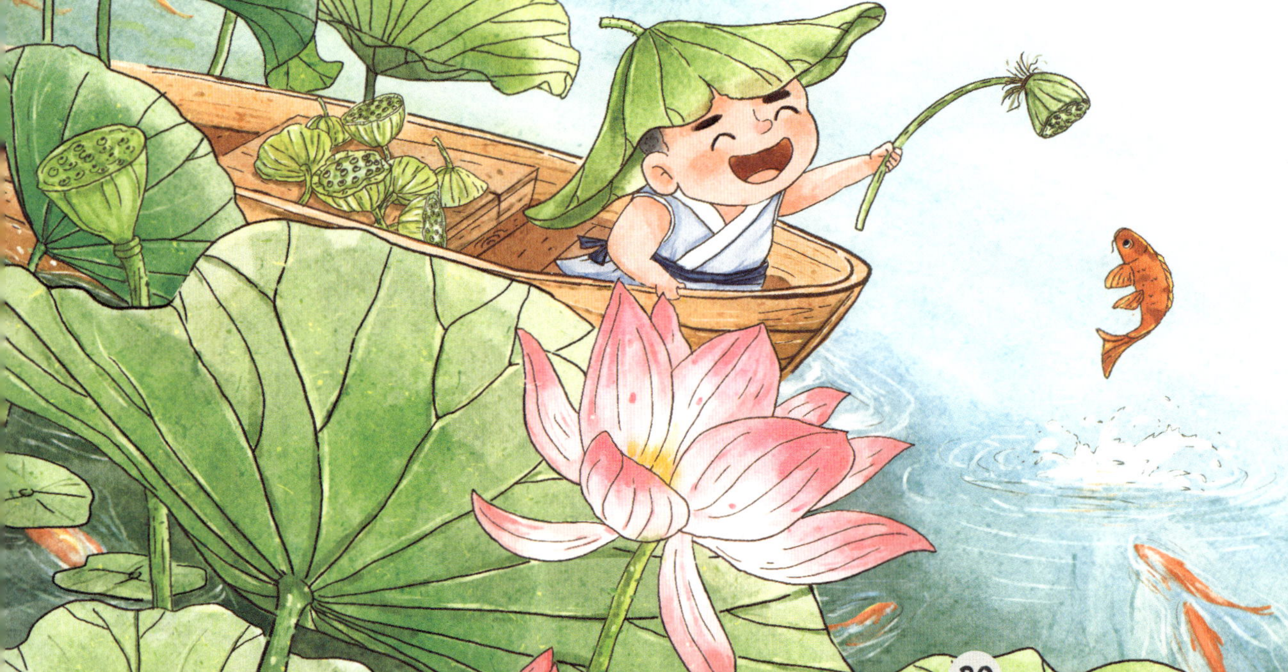

[诗词欣赏]

长江之南可是一个采莲的好地方，抬眼远望，荷叶层层叠叠。一阵微风吹过，仿佛掀起绿色的波浪。在绿色的荷叶下面，一群小鱼儿正在欢快地嬉戏游玩，像调皮的小孩子在玩捉迷藏的游戏，一会儿游到莲叶东，一会游到莲叶西，一会儿游到莲叶南，一会儿又游到了莲叶北。

花开浊水中，夏日飘药香

“江南可采莲”，莲在中国的栽培历史悠久，它常被视为纯洁、高尚、美好的象征，在许多文学艺术作品中都有它的身影，世称“花中君子”“出水芙蓉”。周敦颐在《爱莲说》中所说的“出淤泥而不染，濯清涟而不妖”便是对莲的品质推崇备至。

莲因其高洁质朴、纯真自然的特性，广受历代文人的喜爱。同时，它还是一味中药，在中医治疗中发挥着重要的药用价值。它的清热等功效与其本身清凉洁净的特点有异曲同工之处。正如明代名医李时珍在《本草纲目》中也记载道：“莲产于淤泥，而不为泥染；居于水中，而不为水没。根茎花实，凡品难同；清净济用，群美兼得。”

远看像把伞，近看像个盘，
雨天能接水，晴天好遮阳。

谜目：打一中药

谜底：莲叶

生在泥塘，洁白不染，
身体发胖，心里长眼。

谜目：打一中药

谜底：莲藕

水上一只铃，摇晃没声音，
仔细看一看，满脸大眼睛。

谜目：打一中药

谜底：莲蓬

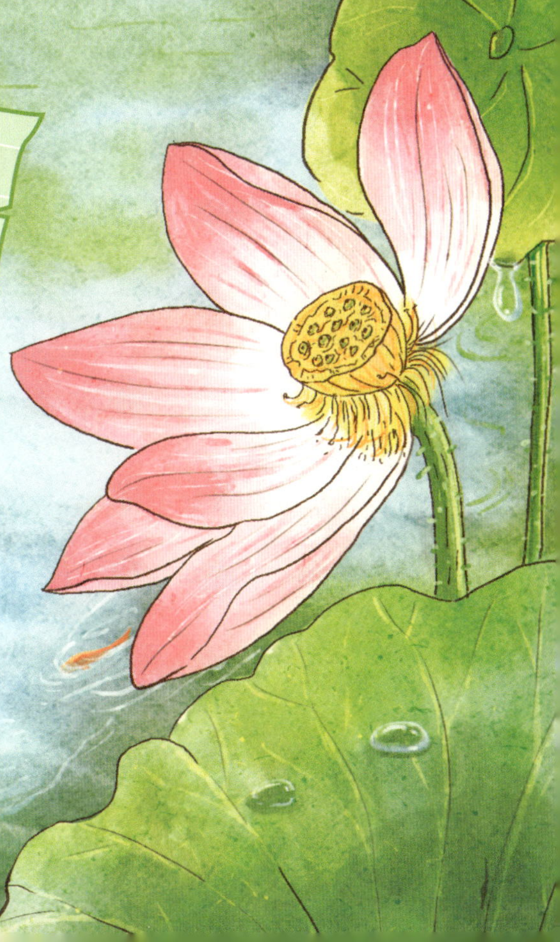

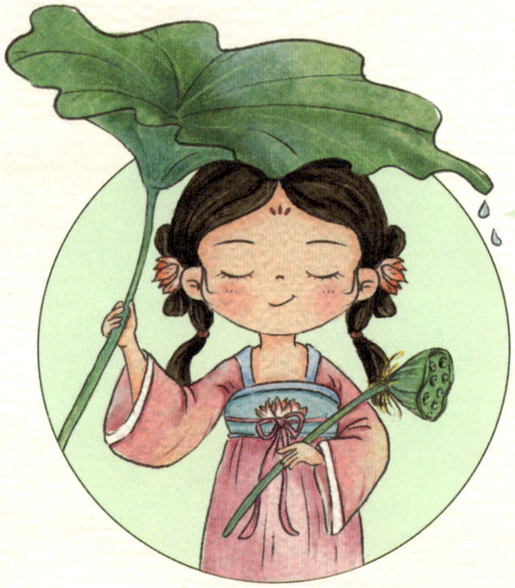

一莲出十药，全身都是宝

莲叶、莲蒂、莲梗、莲花、莲房、莲须、莲子、莲子心、藕、藕节均可供药用，俗称『莲十药』。

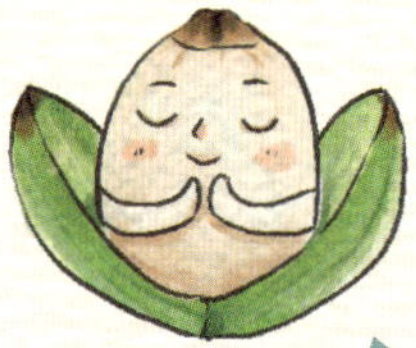

治疗失眠小能手

莲子： 莲的干燥成熟种子。
有补脾止泻、养心安神之功效。

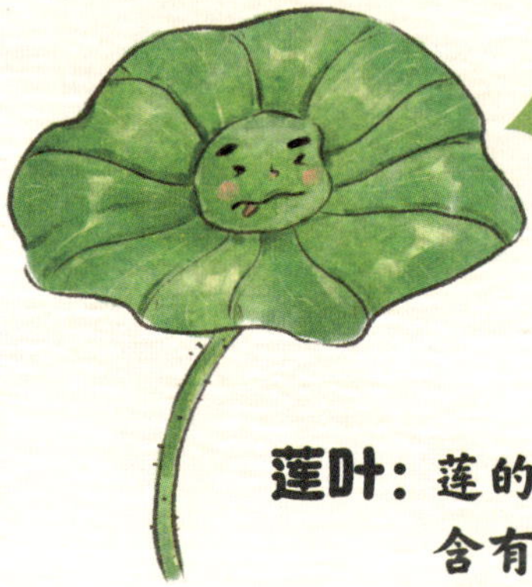

莲叶茶饮，解暑良品。

莲叶： 莲的叶片。
含有荷叶碱、莲碱等成分，能清火解热。

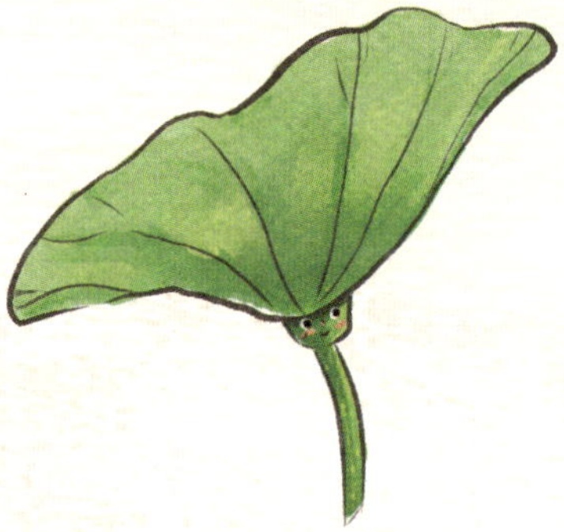

莲蒂： 莲叶中央近梗处连接部分。
可调理脾胃、祛湿。

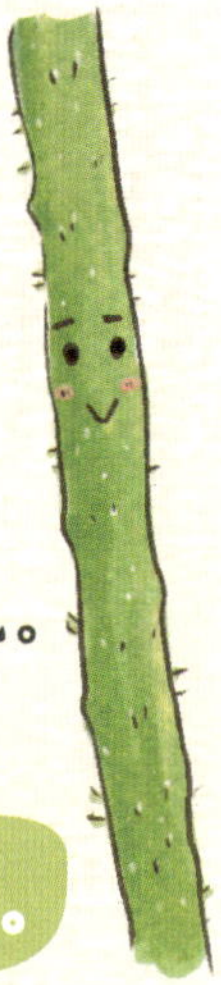

莲梗： 莲的叶柄。
可清热解暑，调畅体内之气。

直肠子可以缓解胸闷。

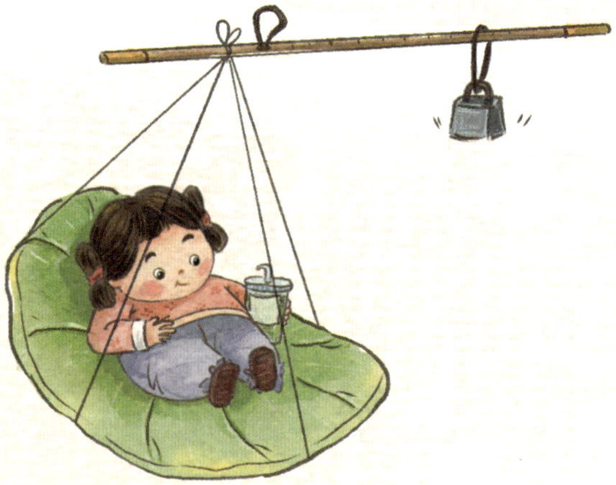

莲叶也是荷叶。明代中医名家戴思恭，在其名著《证治要诀》中记载：“荷叶灰服之，令人瘦劣”，意思是说服用荷叶灰，久用令人体瘦腰细。

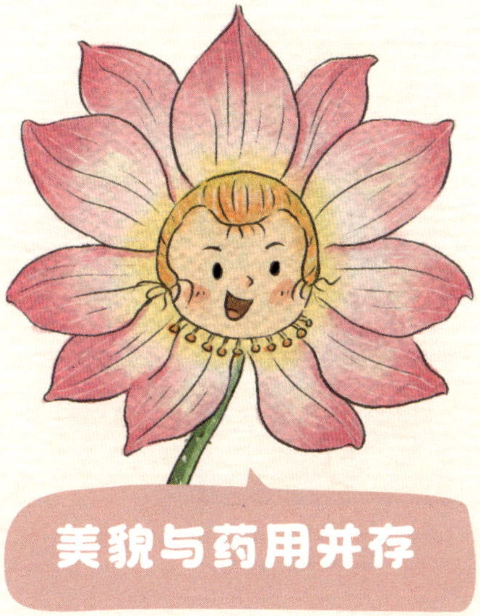
美貌与药用并存

莲花：含苞未放的大花蕾或将开放的花瓣。可活血止血、散瘀消肿。

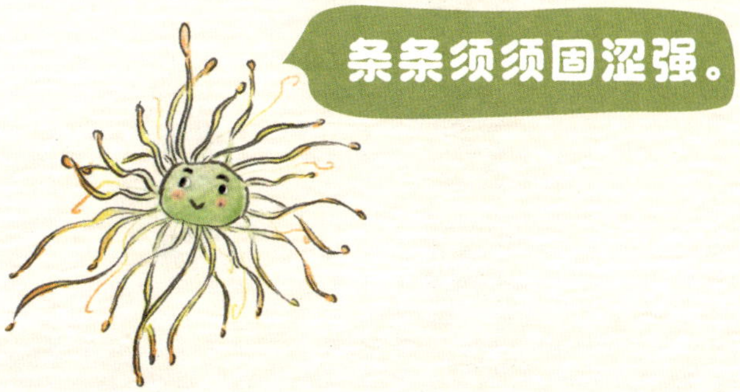
条条须须固涩强。

莲须：莲花中的雄蕊。收涩力强。

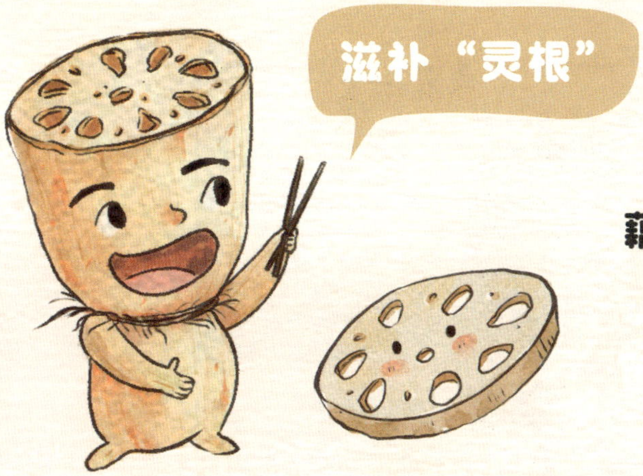
滋补“灵根”

藕节：莲的根茎之间的节部。可收敛止血、化瘀。

藕：莲的根茎。生藕性寒，生津凉血。熟藕性温，健脾开胃。

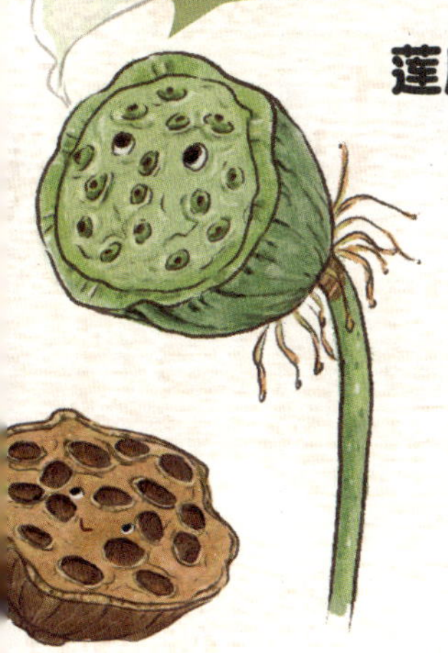
心眼子多得可以止血哦！

莲房：莲的干燥花托，即“莲蓬”，是莲子生长的地方。可化瘀止血。

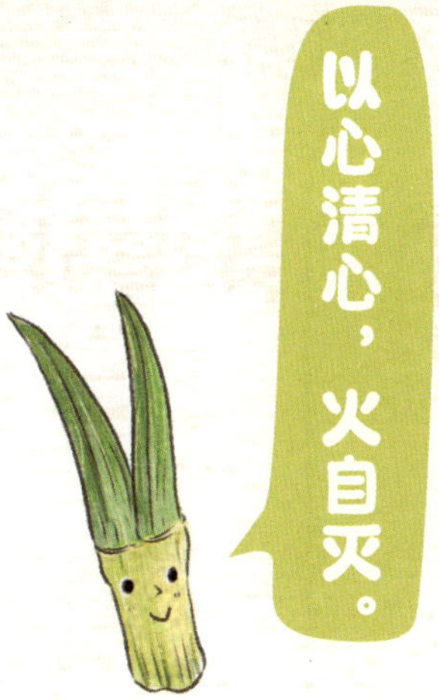
以心清心，火自灭。

莲子心：成熟种子中的绿色胚芽。可清心安神、止血、降压。

相传，乾隆皇帝每年夏天去避暑山庄避暑，都要饮上一杯露珠莲子心茶，此茶有养心益智、清心火之效。

莲子心茶

材料：莲子心2克，生甘草3克，绿茶2克。

做法：将莲子心、生甘草、绿茶放入杯中，用开水冲泡，加盖闷15分钟。

功效：清热解毒，养心安神。

禁忌：脾胃虚寒者不宜用。

药食同源

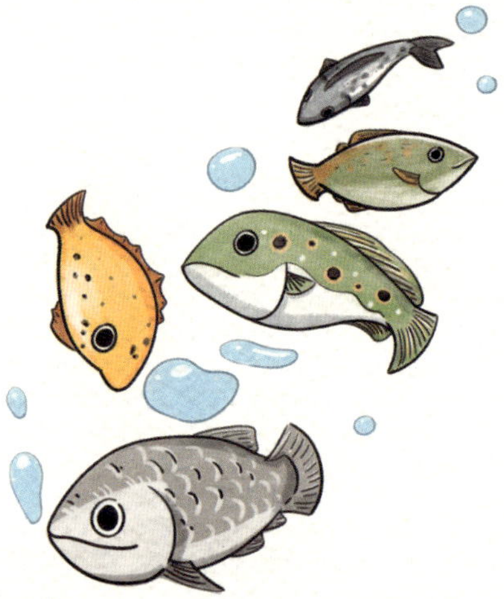

“鱼戏莲叶间”。从食用角度看，鱼是优质蛋白质等营养物质的来源；从药用方面来讲，某些鱼类也具有一定的药用价值。

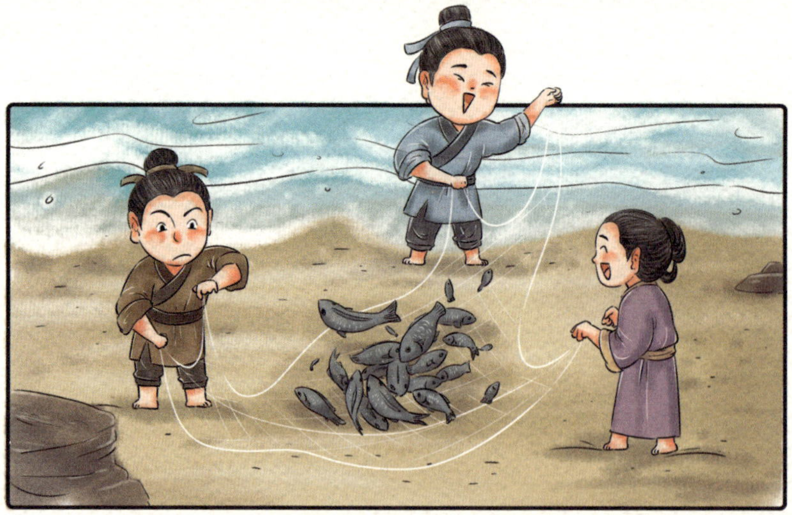

在我国古代文明发展过程中，鱼也是较早被先民认识、捕捉并食用的生物之一。

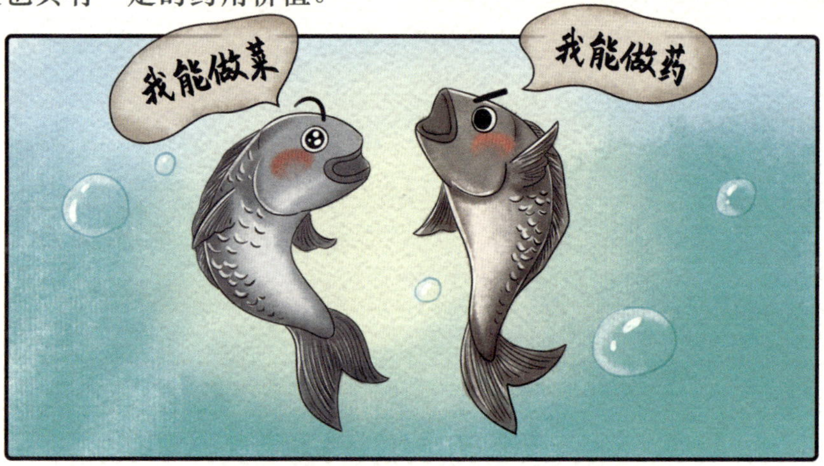

先民们除了吃鱼来填饱肚子外，很早就认识到了鱼也可以用来治病。

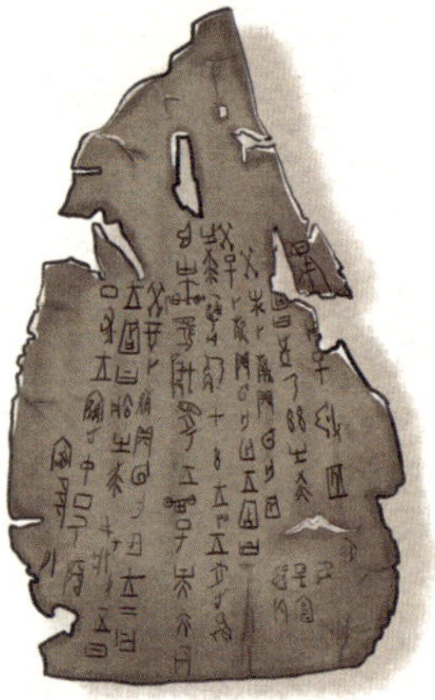

有资料显示，鱼是被甲骨文明确记载的最早使用的药物之一。

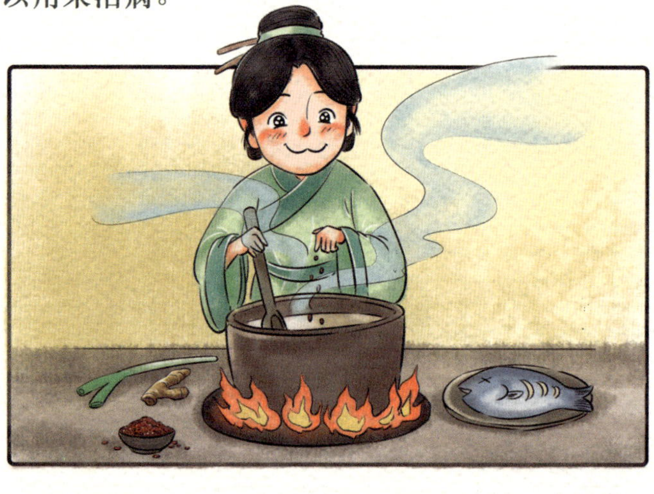

有资料显示，在出土的《甲骨卜辞》中有用鱼治腹疾的记载。这说明早在殷商时代，古人就已经能应用某种食物来治疗相应的疾病，这也可能是药食同源的最早出处。

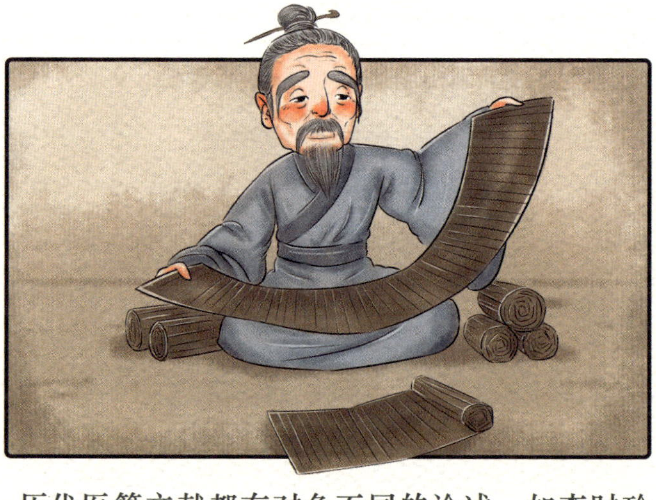

历代医籍文献都有对鱼不同的论述。如李时珍《本草纲目》中就有记载：“鲤乃阴中之阳，其功长于利小便。故能消肿胀黄疸，脚气喘嗽，湿热之病。”

餐桌上的中医

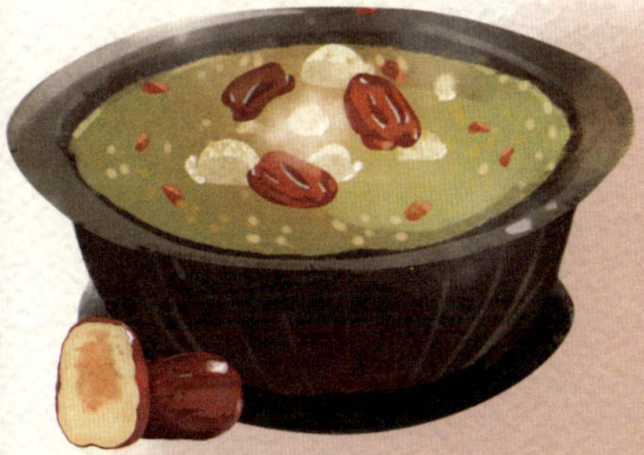

红枣带鱼粥

材料：陈皮10克，红枣5颗，糯米、带鱼各50克，香油15克，盐5克。

做法：

（1）糯米洗净，泡水30分钟；带鱼洗净切块，沥干；红枣泡发、洗净；陈皮洗净。

（2）将陈皮、红枣、糯米放入锅中加适量水大火煮开，转用小火煮至成粥。

（3）加入带鱼煮熟，再放入香油和盐调味即可。

功效：养肝补血、行气健脾、增强食欲。

鲫鱼苦瓜汤

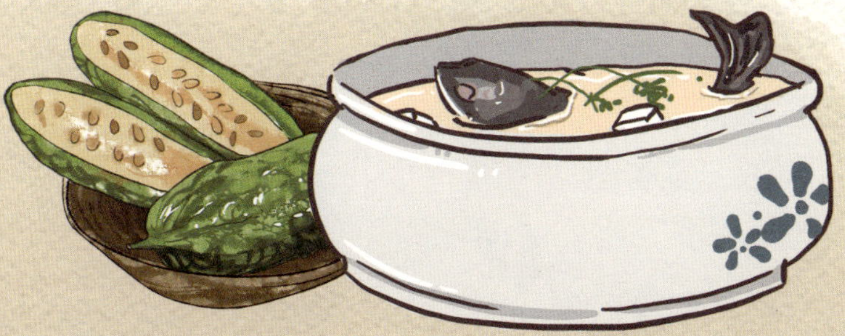

材料：鲫鱼500克，苦瓜300克，盐适量。

做法：

（1）鲫鱼去鳞及内脏，洗净后沥干水分；苦瓜洗净并切片。

（2）把鲫鱼、苦瓜片放入锅中，加适量清水，大火煮沸后，转用小火煮1小时，放入盐调味即可。

功效：健胃消食、增强食欲。

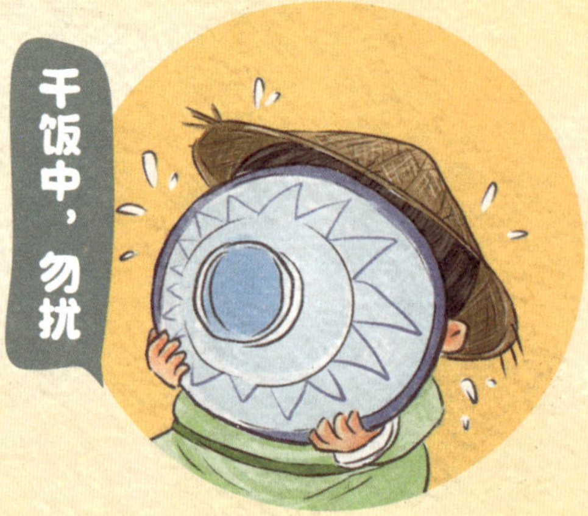

悯[1]农（其二）

[唐]李绅

锄禾[2]日当午，汗滴禾下土。
谁知盘中餐，粒粒皆[3]辛苦。

[注释]

①悯：怜悯。这里有同情的意思。
②禾：谷类植物的统称。
③皆：全，都。

[诗词欣赏]

农民在正午烈日的暴晒下锄禾，汗水从身上滴在禾苗生长的土地上。有谁知道盘子里的食物，都是农民用辛勤的劳动换来的呢？

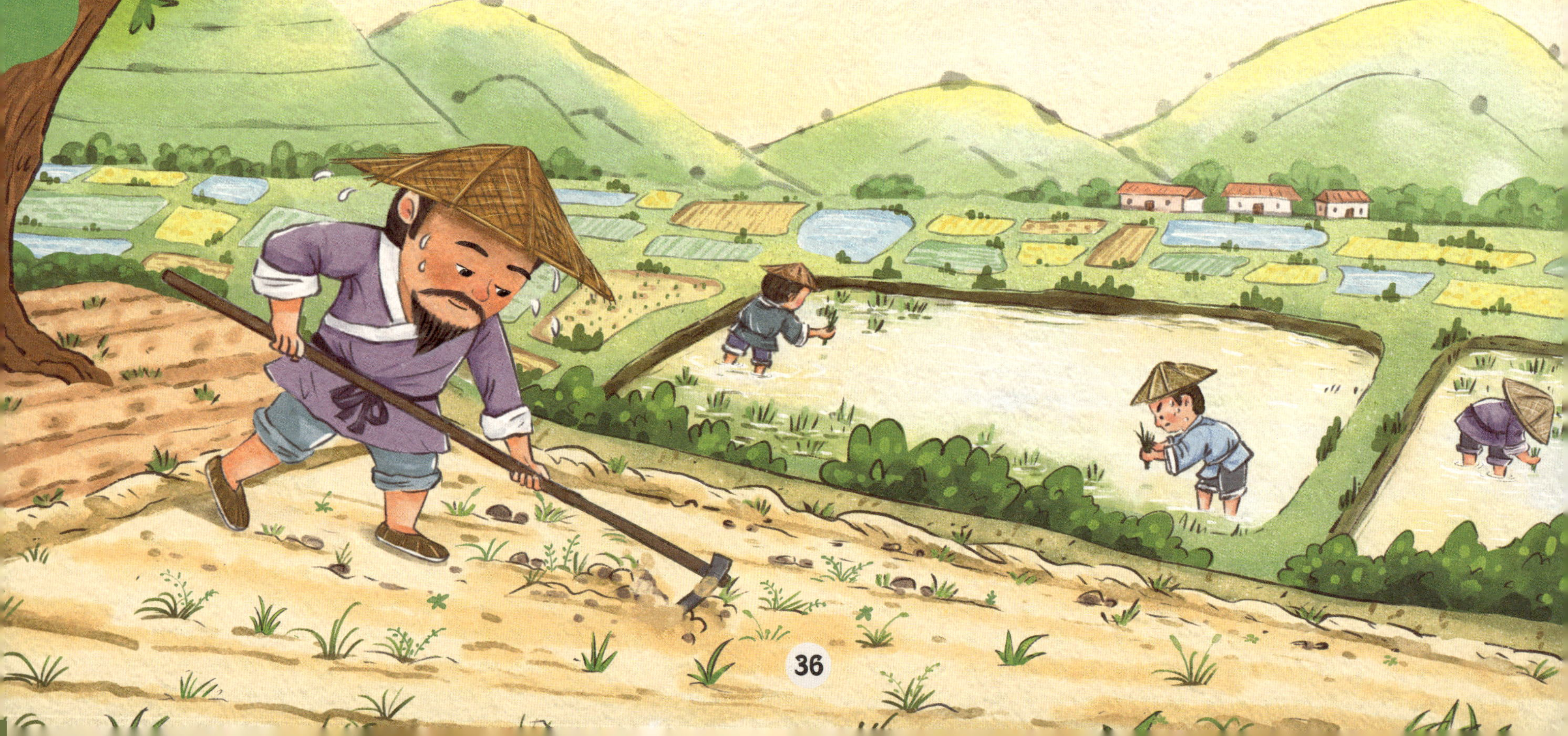

午睡养心

“锄禾日当午”这句诗表现的是农民在正午烈日下辛苦劳作的景象。但是从中医角度来讲，夏季正午的时候干农活是不符合中医“天人合一、顺应自然”的养生之道的。11～13点这个时候阳气最为充沛，是人体摄取阳气、维持阴阳平衡的最佳时刻。最适合的养生方法之一便是进行午睡，午睡不但有利于补足睡眠，而且还可消除疲劳、祛暑养心。但午睡并不是睡得越久越好，午睡时间保持在20~30分钟就可以了。

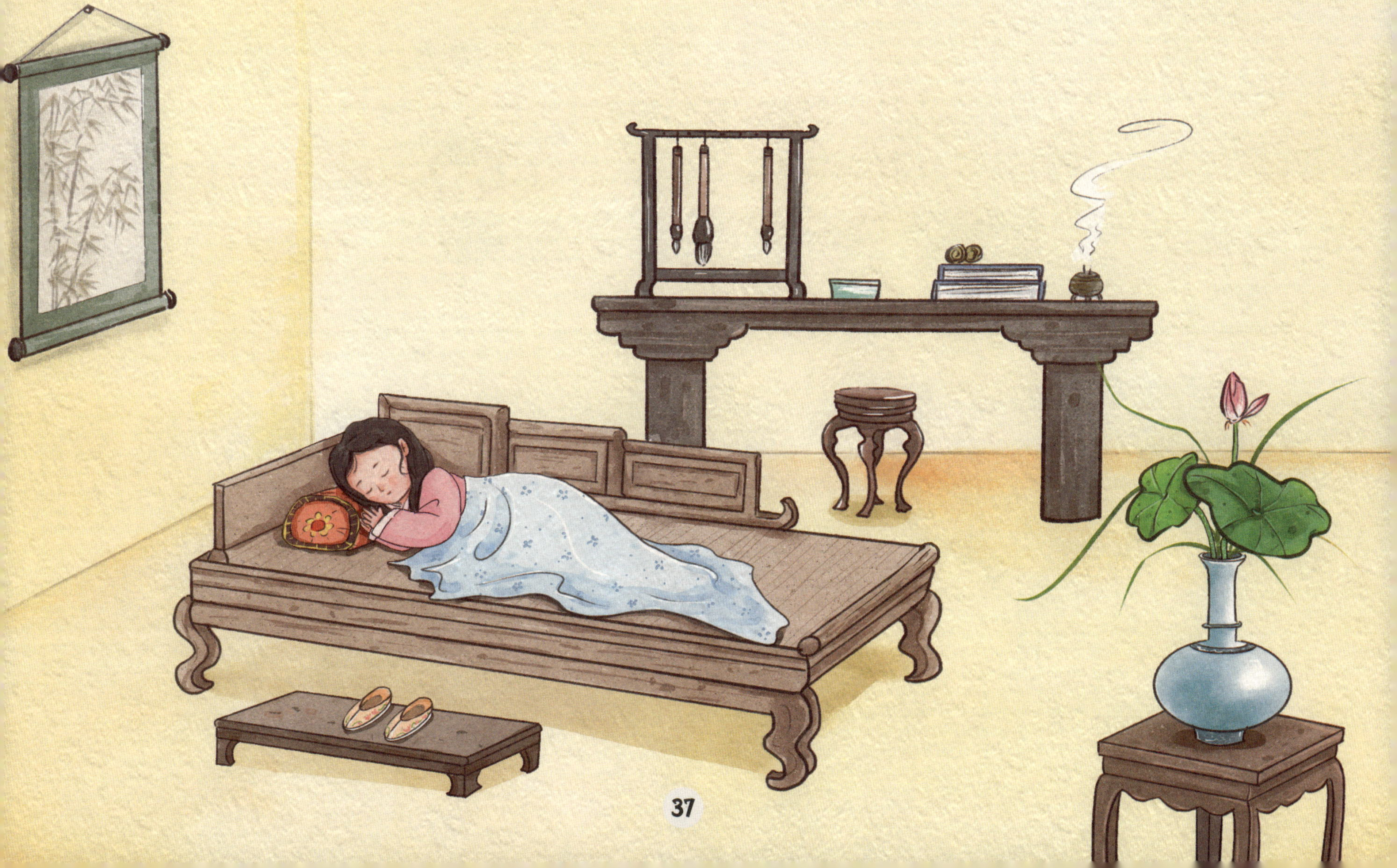

十二时辰养生法

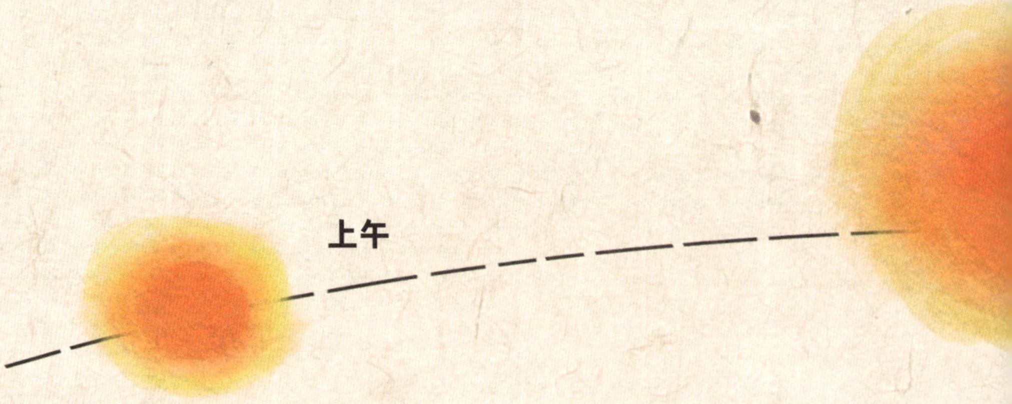

时辰是中国古代计时的单位，在古代一天有12个时辰，1个时辰对应现在所说的2个小时，古代午时是现代的11～13点。中医理论中也有“十二时辰养生法”。就是十二个时辰对应人体的十二经络和十二脏腑，在合适的时间里干合适的事情，才能让我们的身体张弛有度，健康生活。

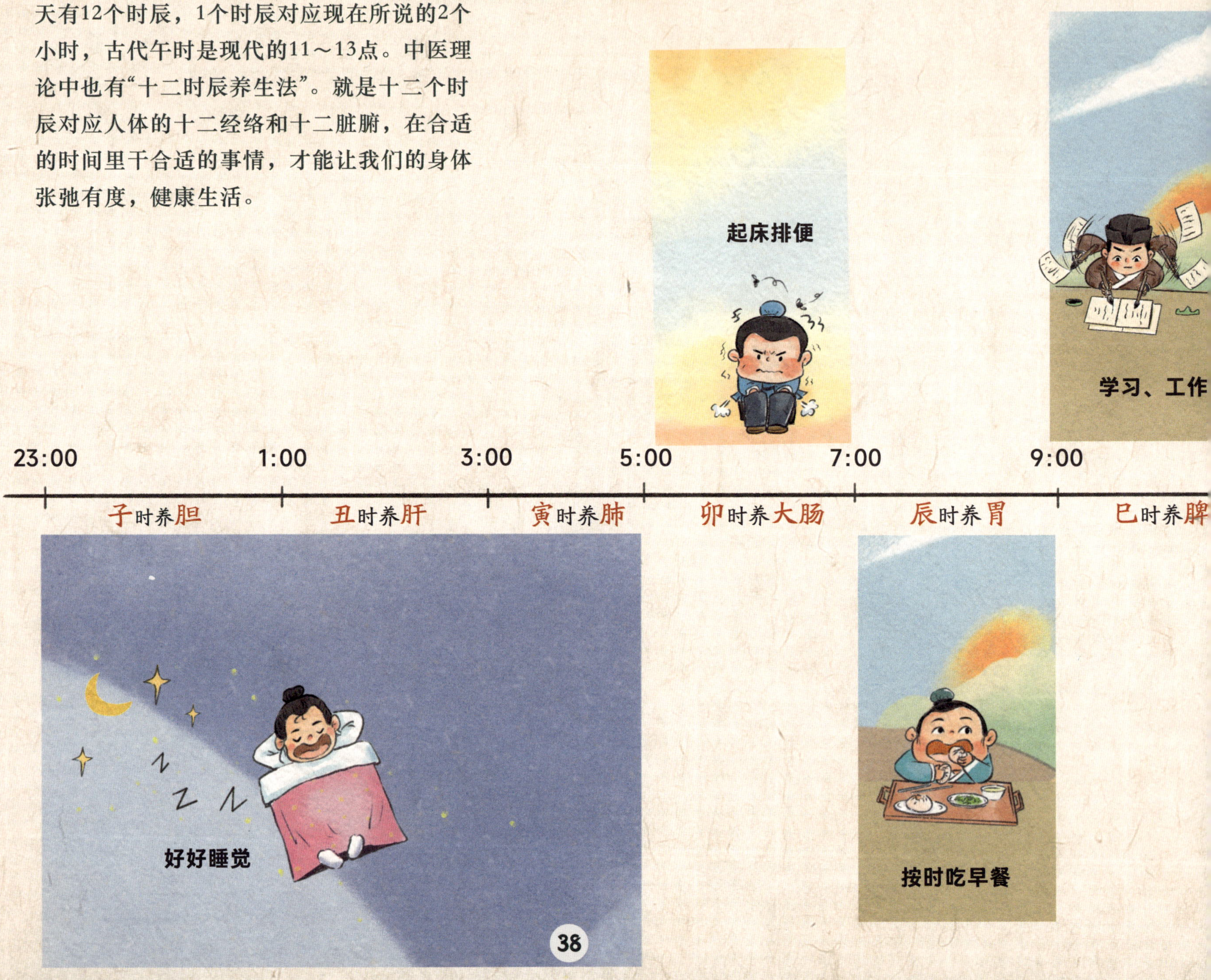

起床排便
学习、工作
23:00
1:00
3:00
5:00
7:00
9:00
子时养胆
丑时养肝
寅时养肺
卯时养大肠
辰时养胃
巳时养脾
好好睡觉
按时吃早餐

中午

下午

晚上

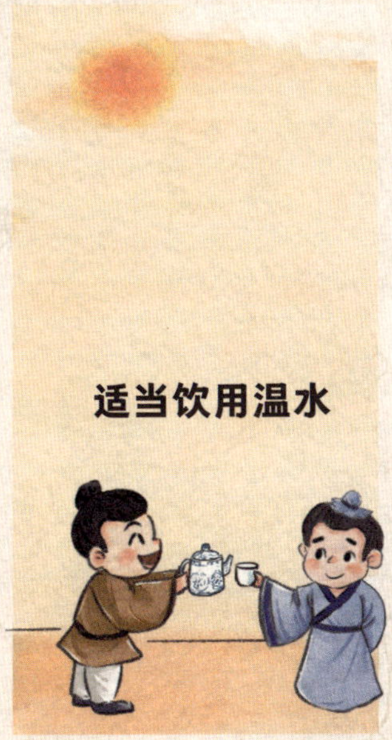
适当饮用温水

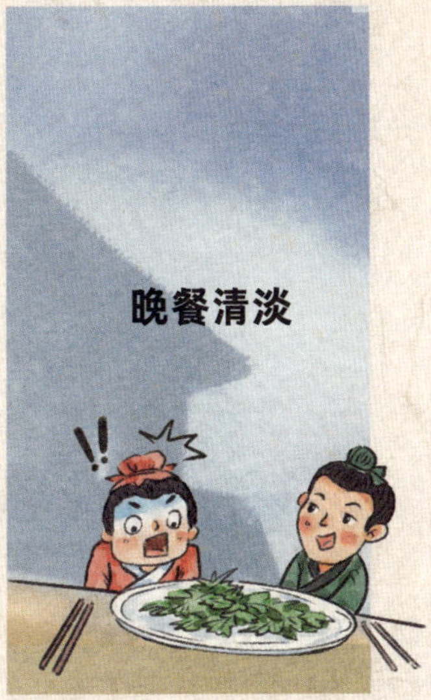
晚餐清淡

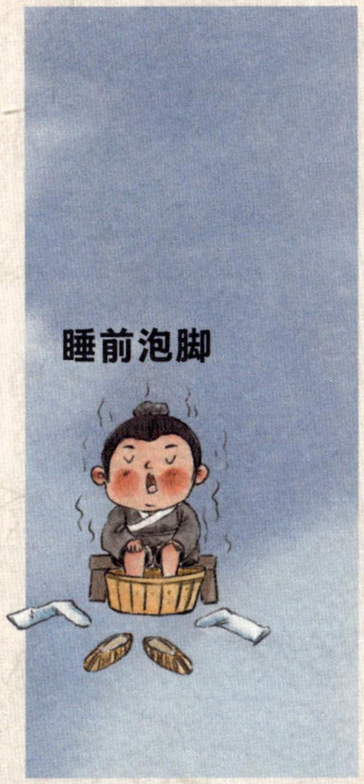
睡前泡脚

00	13:00	15:00	17:00	19:00	21:00	23:00

午时养心 | 未时养小肠 | 申时养膀胱 | 酉时养肾 | 戌时养心包 | 亥时养三焦

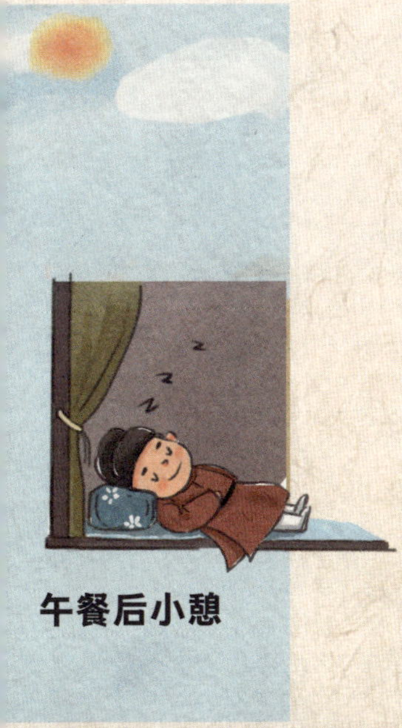
午餐后小憩

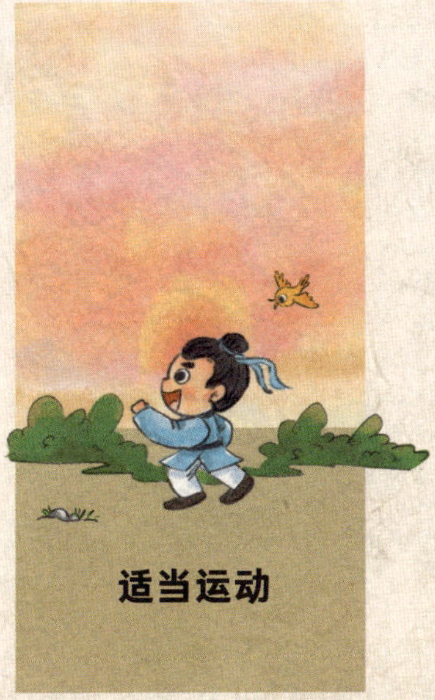
适当运动

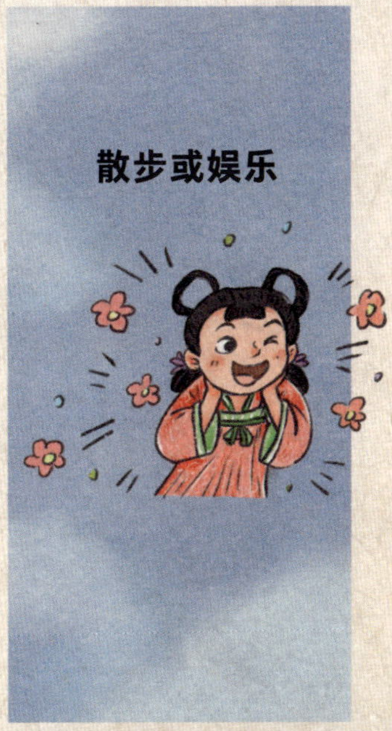
散步或娱乐

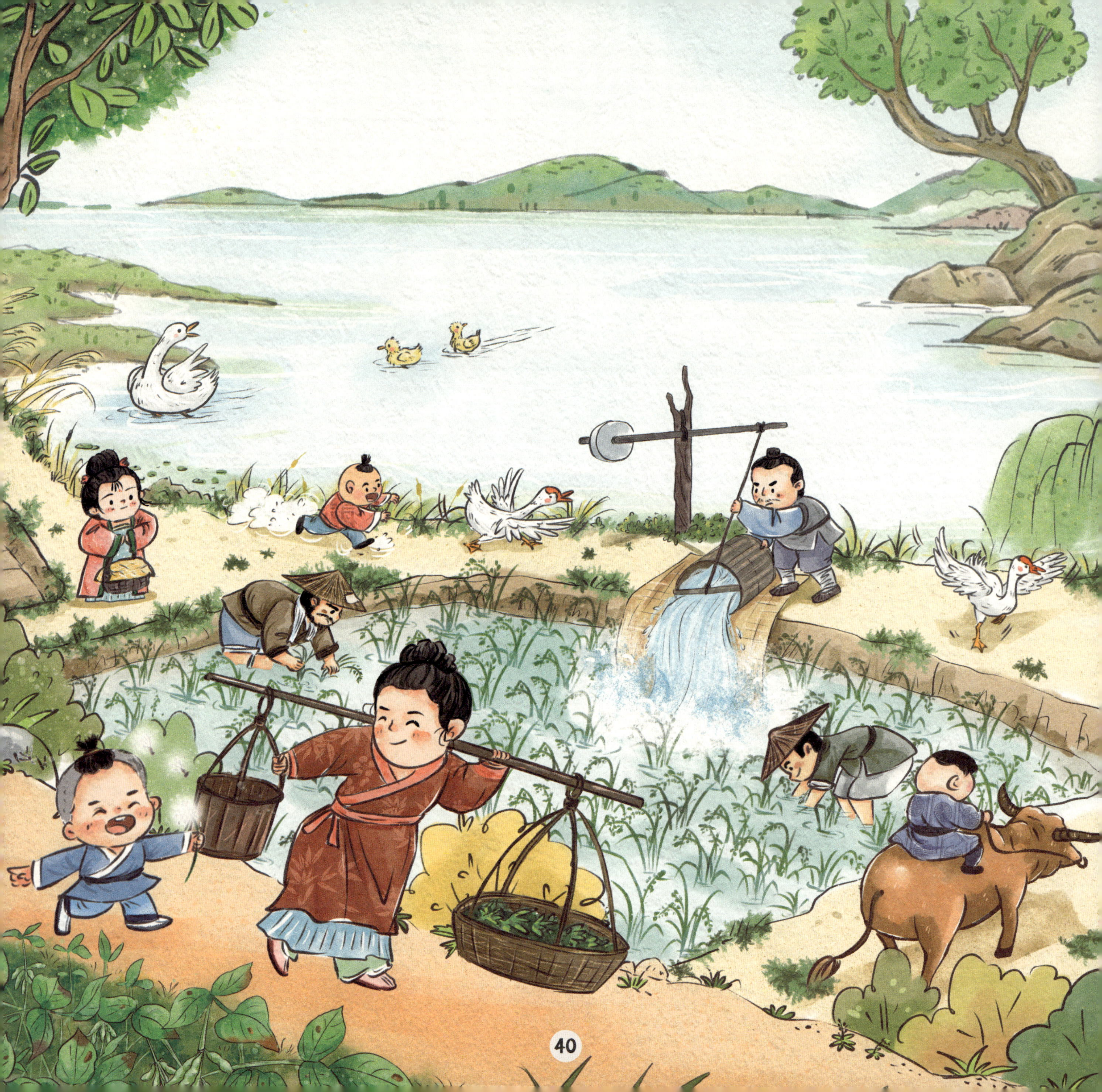

五谷为养

《黄帝内经》中说：“五谷为养，五果为助，五畜为益，五菜为充，气味合而服之，以补精益气。”

五谷为养中的五谷分别指麦、黍（shǔ）、稷（jì）、稻、菽（shū）。适当吃五谷，会对我们的心、肝、肺、脾、肾五脏有补益功效。

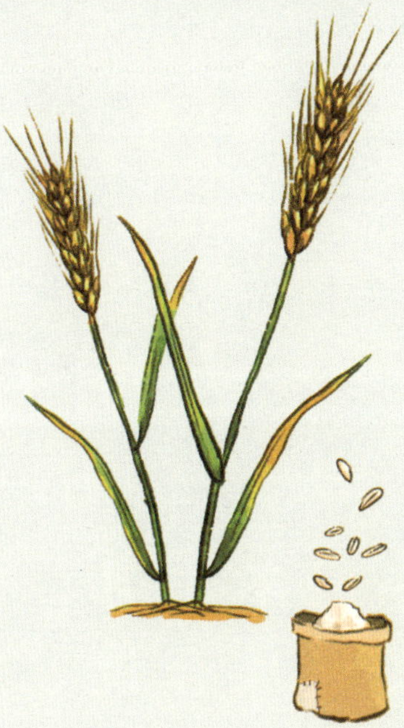

麦：俗称小麦。养心益肾、除热止渴。用于烦热、消渴、心悸、泄泻等。

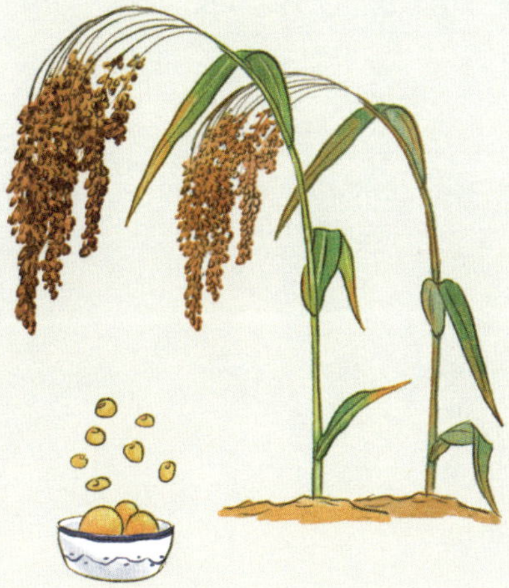

黍：俗称黄米。补中益气、益脾和胃、安神助眠、止泻。用于烦渴、泄泻、胃痛、不思饮食等。

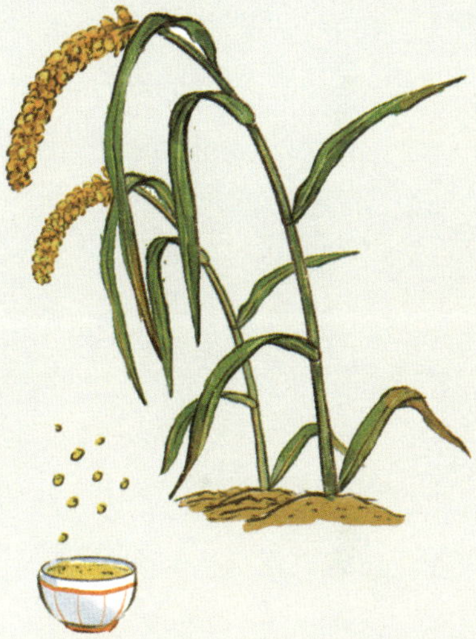

稷：有学者认为稷同粟，俗称小米。健脾和胃、和中益肾、除热，是养生佳品。用于脾胃虚热、反胃、呕吐等。

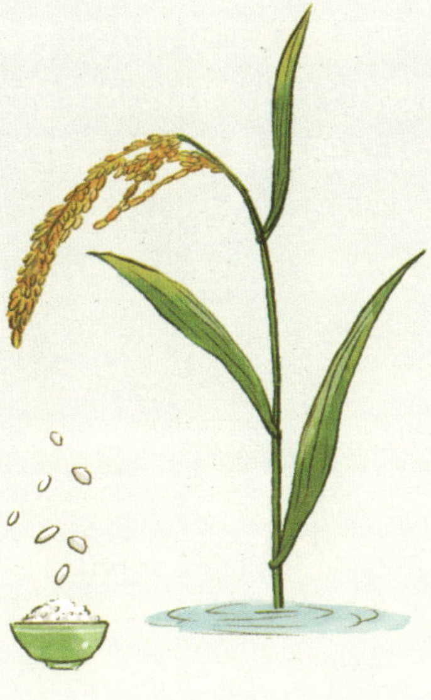

稻：俗称水稻。益气和中、健脾开胃。用于便秘、食滞、脘腹胀满等。

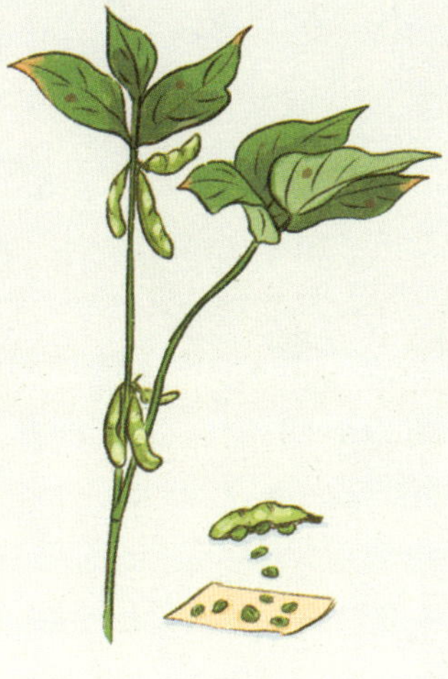

菽：泛指豆类。不同的豆类也有不同的作用，比如绿豆具有清热解毒的功效，红豆能养心利湿，黑豆可以补肾乌发。

古朗月行

[唐]李白

小时不识月，呼作[1]白玉盘。
又疑[2]瑶台[3]镜，飞在青云端。
仙人垂两足，桂树何团团[4]。
白兔捣药成，问言与谁餐。
蟾蜍蚀圆影[5]，大明夜已残。
羿[6]昔落九乌，天人[7]清且安。
阴精[8]此沦惑[9]，去去[10]不足观。
忧来其如何，凄怆[11]摧心肝。

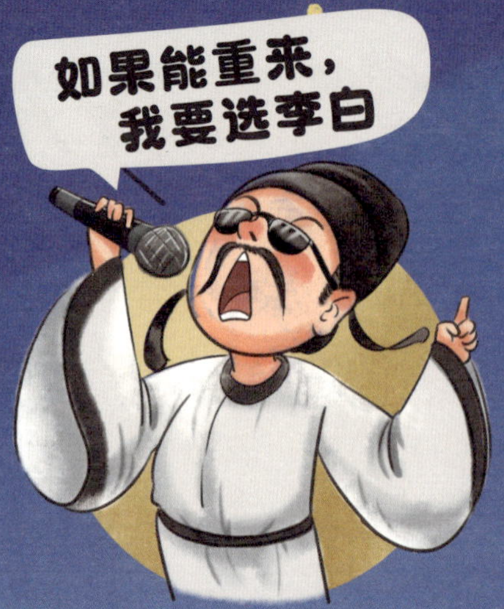

[诗词欣赏]

小时候不认识月亮，把它称为白玉盘。又怀疑是瑶台的仙镜，飞在夜空青云之上。月亮初升，好像能看见月中的仙人垂着的双脚，月亮再升，看到月中的圆圆的桂树。白兔捣成的仙药，到底是给谁吃的呢？

传说蟾蜍把圆月啃食得残缺不全，皎洁的月儿因此晦暗不明。后羿射下了九个太阳，人间才得已清明安宁。月亮已经沉沦迷惑不清，没有什么可看的不如远远走开吧。但我心怀忧虑，凄惨悲伤的情绪让我肝肠寸断。

[注释]

①呼作：叫作。
②疑：怀疑。
③瑶台：传说中神仙居住的地方。
④团团：圆圆的样子。
⑤圆影：指月亮。
⑥羿：我国古代神话中射落九个太阳的英雄。
⑦天人：天上人间。
⑧阴精：此处指月亮。
⑨沦惑：沉沦迷惑。
⑩去去：远去，越离越远。
⑪凄怆：悲愁伤感。

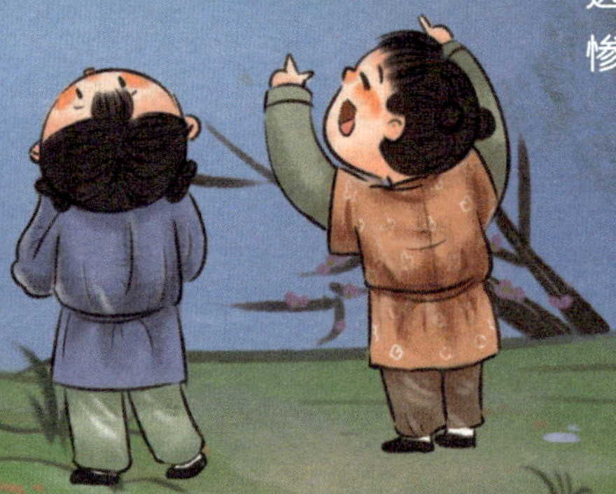

李白醉酒五加皮

唐朝文化繁荣，涌现出很多名扬千古的伟大诗人。“诗仙”李白无疑是其中名列前茅的一位。李白一生写下了很多脍炙人口的诗词，《古朗月行》就是其中之一。但还有一首诗，虽然没有那么出名，却隐藏着李白与中医药的不解之缘。

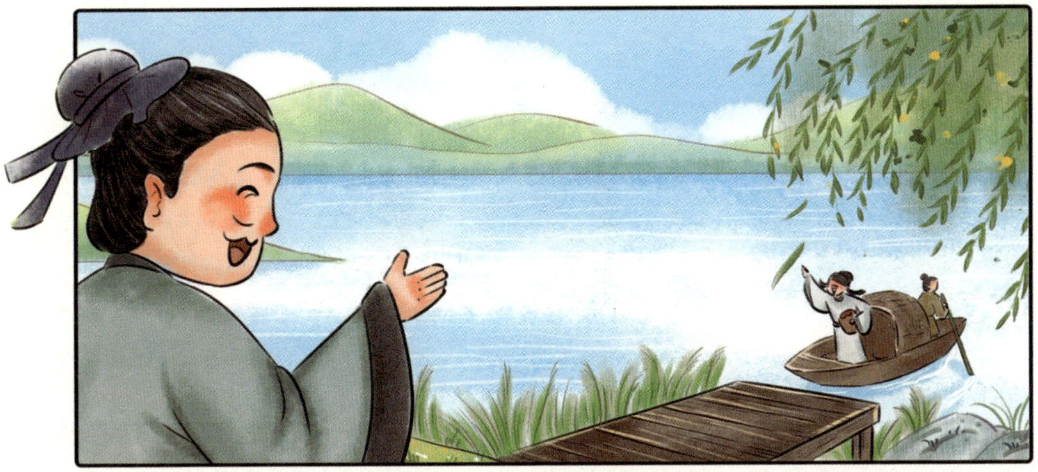

据传，李白游历完安徽黄山后去浙江拜访朋友，乘船途经富春江。当船行至睦州（今浙江省建德市）时，他弃舟上岸，到山中拜访了一位隐士。

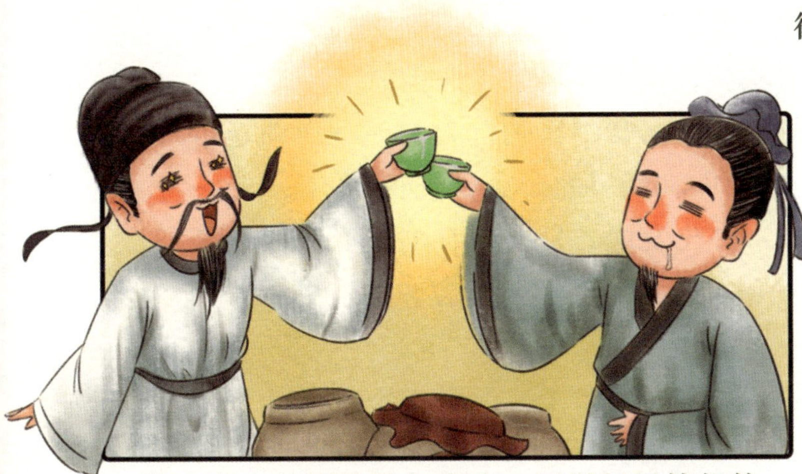

隐士拿出美酒佳肴与李白一同举杯尽情畅饮，把酒夜谈。李白见到所斟之酒有着红褐的色泽，品尝起来甜润绵厚，忍不住拍手叫绝。

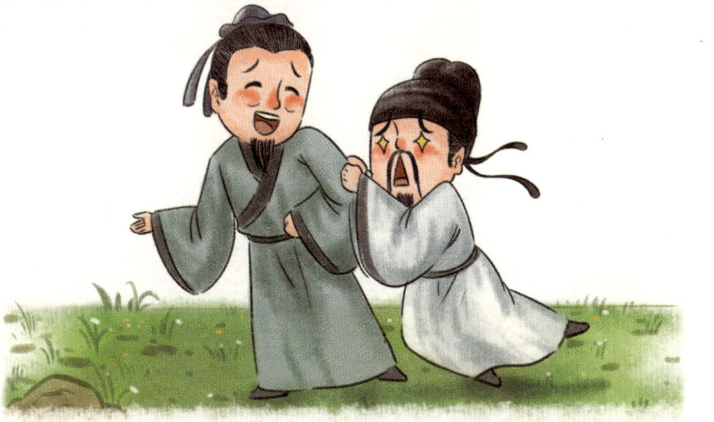

第二天，李白准备告辞，出发前仍对昨晚所饮美酒念念不忘。再三询问后，隐士才告知李白，此酒乃是五加皮酒。

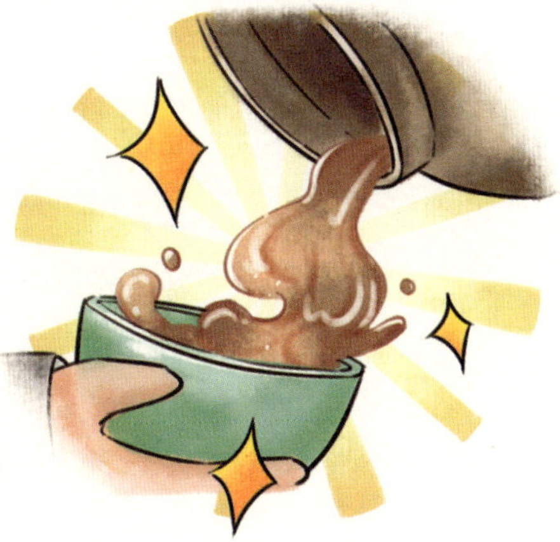

五加皮酒是以中药五加皮为主要原料酿造的一种药酒，具有祛风除湿、补益肝肾、强筋健骨的功效。

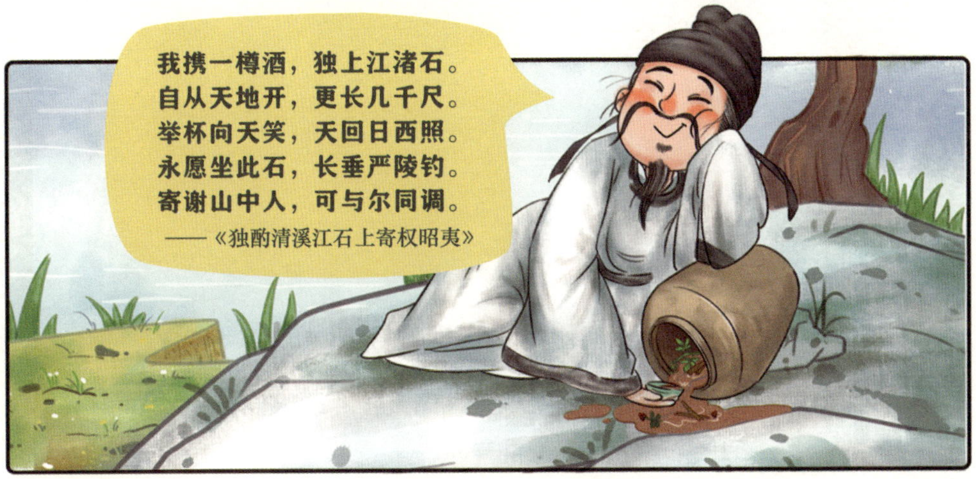
我携一樽酒，独上江渚石。
自从天地开，更长几千尺。
举杯向天笑，天回日西照。
永愿坐此石，长垂严陵钓。
寄谢山中人，可与尔同调。
——《独酌清溪江石上寄权昭夷》

当晚，李白乘船到了严陵滩，在一块巨石上独自畅饮隐士所赠之酒。数杯之后，即兴作诗一首《独酌清溪江石上寄权昭夷》。

探寻唐朝中医药文化

唐朝是中国历史上强盛且文化繁荣的时代。唐朝国力强盛、开放包容，通过与世界各国的沟通交流，唐朝的经济、文化水平都达到了高峰。中医药在唐朝也得到了飞速发展。

中医学教育在唐朝已发展到比较成熟的阶段。这一时期设立了世界上最早的较为完善的医学专科学校——“太医署”来培养学生，并在许多州设立地方性医学教育机构，极大促进了中医药的发展。

唐朝的药物学知识较以前有了较大的进步，出现了很多药学著作。其中影响巨大的便是由朝廷组织编撰的《新修本草》，这是世界上第一部由国家颁行的药典，比欧洲最早的药典要早800多年。

唐朝时期，专科医籍的出现表明当时临床医学已经逐步向专科化发展。目前现存的具有代表性的著作有：最早的产科专著——《经效产宝》，最早的伤科专著——《仙授理伤续断秘方》，最早的外科学专著——《刘涓子鬼遗方》。

除此之外，唐朝医学发展的卓越成就之一是涌现出了很多名医大家，如王冰、孙思邈、孟诜、王焘，并称为唐朝中医界的“四大天王”。

唐朝中医界的“四大天王”

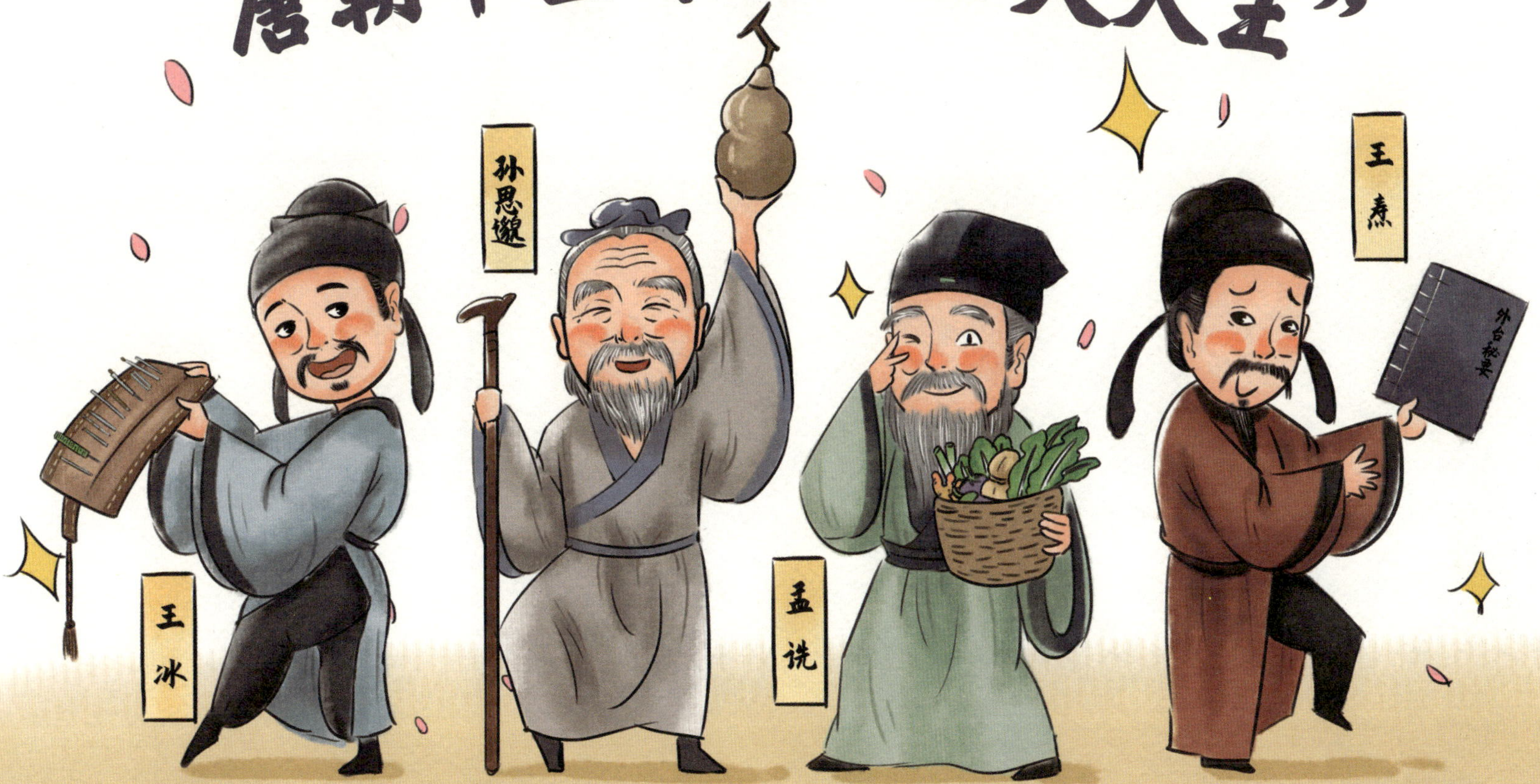

王冰

唐朝医家

著作《重广补注黄帝内经素问》24卷、81篇，为整理、保存古医籍作出了突出的贡献，为后世医家研究《黄帝内经·素问》提供重要的参考价值。

孙思邈

唐朝医药学家
药王

提出“养老大例”“养老食疗”，创造了我国初具规模的老年医学体系。

其著作《备急千金要方》是我国现存最早的医学百科全书。

孟诜(shēn)

唐朝医药学家
食疗学家

其著作《食疗本草》是世界上现存最早的食疗著作。成书3卷，共227条。尤以动物脏器疗法与藻菌类食疗作用的记载引人注目。

王焘(tāo)

唐朝医家

其著作《外台秘要》是大规模的综合性医学著作，40卷，1104门，全面整理和部分保存了从古代到唐初的医学典籍。

藏在诗里的中药和器具

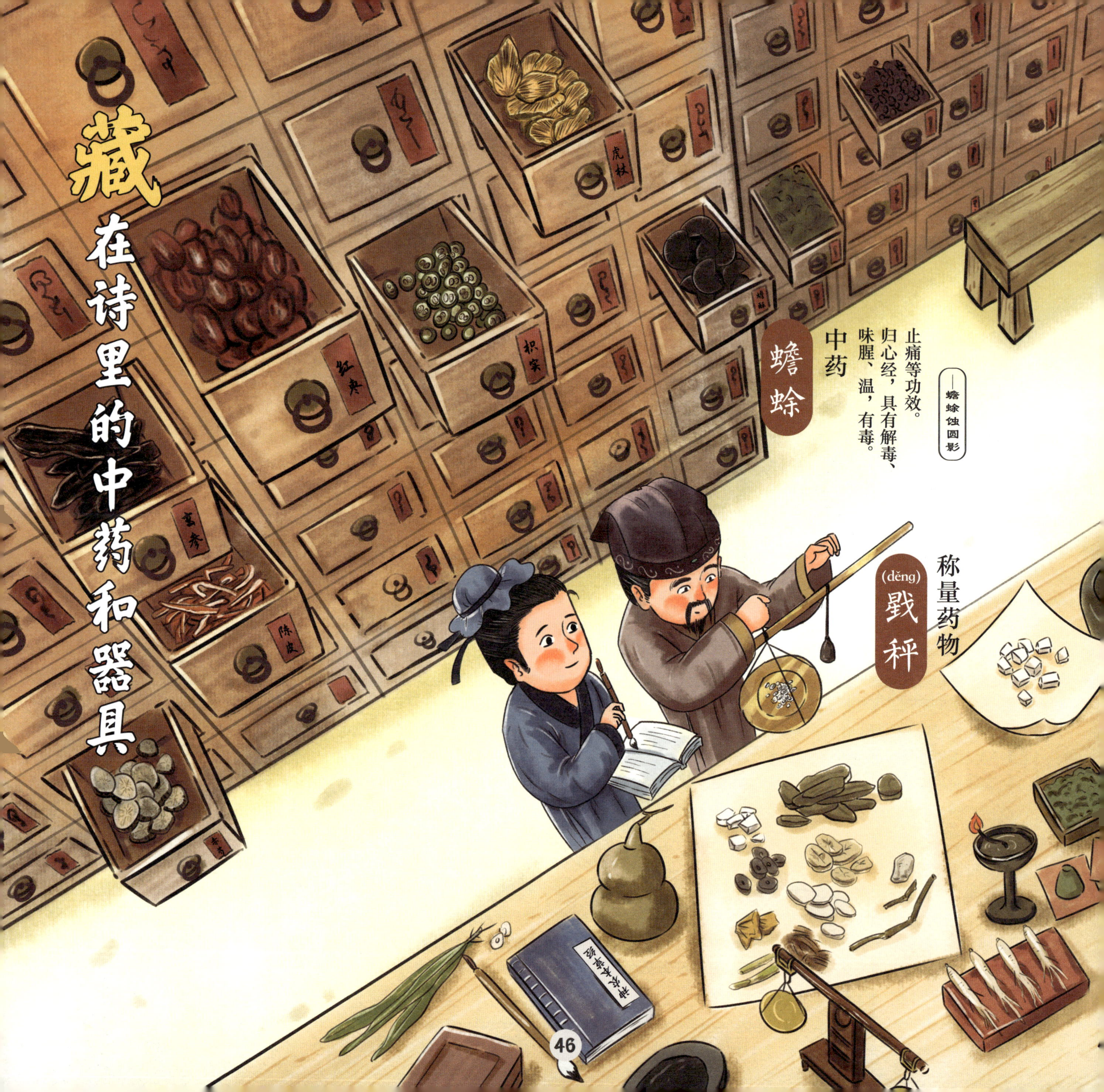
蟾蜍
中药
味腥、温，有毒。归心经，具有解毒、止痛等功效。
——蟾蜍蚀圆影
(děng)
戥秤
称量药物

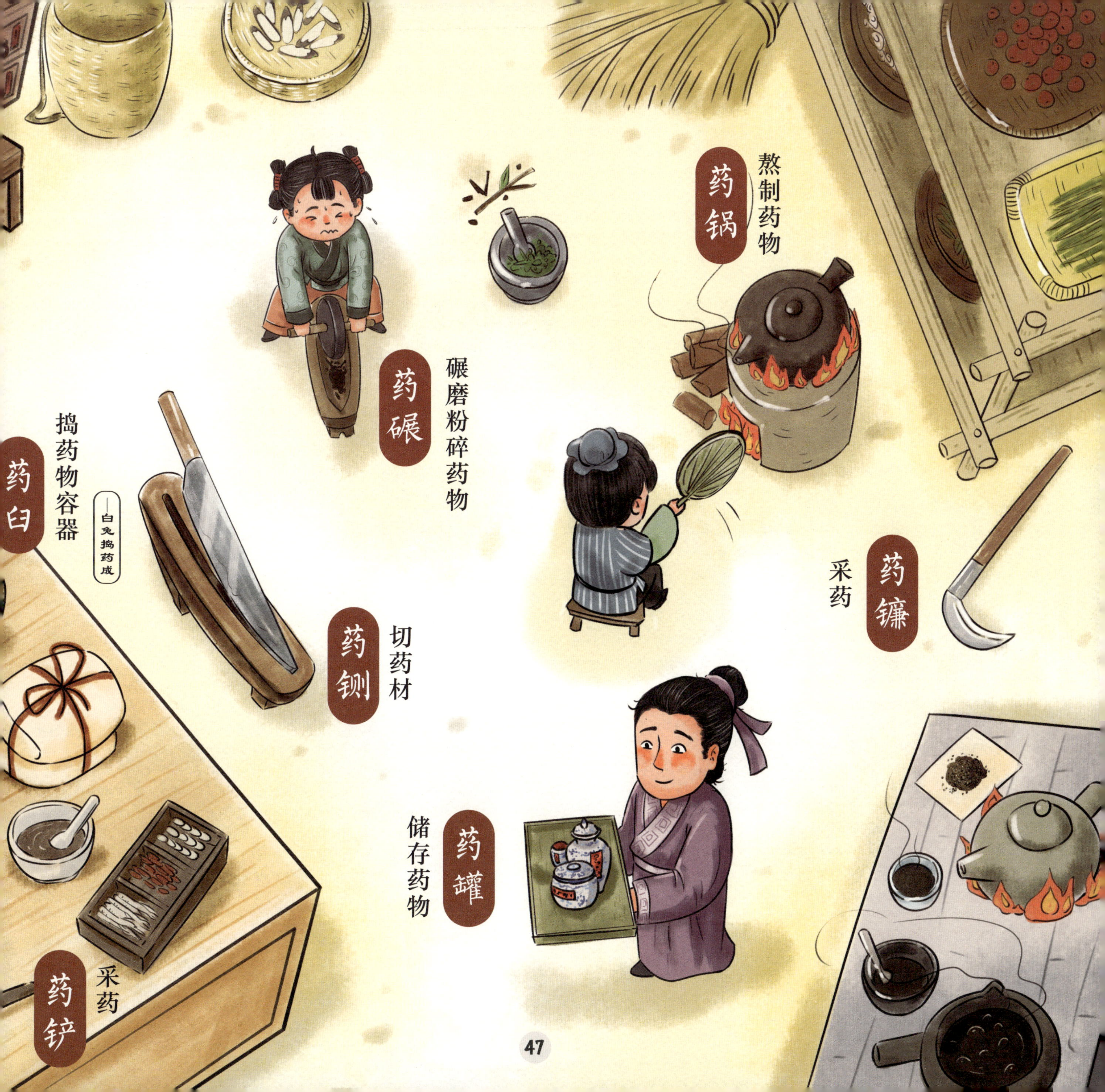
药锅
熬制药物
药碾
碾磨粉碎药物
药臼
捣药物容器
——白兔捣药成
药铡
切药材
药镰
采药
药罐
储存药物
药铲
采药

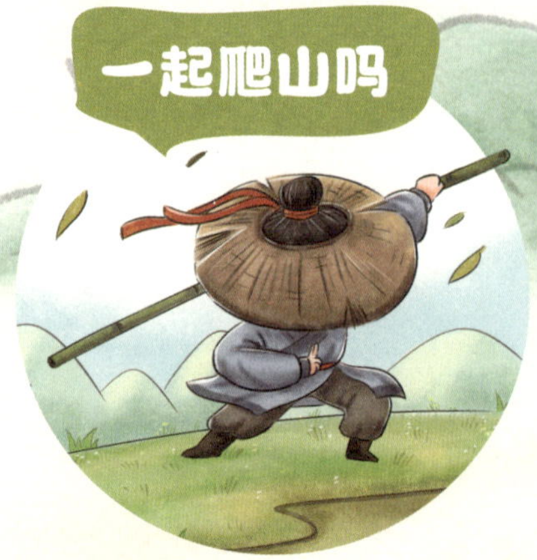

九月九日忆山东兄弟

[唐] 王维

独在异乡①为异客②，每逢佳节③倍思亲。
遥知兄弟登高④处，遍插茱萸⑤少一人。

[注释]

①异乡：他乡、外乡。
②为异客：做他乡的客人。
③佳节：美好的节日。
④登高：古人有重阳节登高的风俗。
⑤茱萸：此处指吴茱萸。

[诗词欣赏]

我独自一人客居异乡，每逢重阳佳节对远方的亲人倍感思念，我知道今天兄弟们重阳登高，他们佩带茱萸避灾祈福，唯独少了我一人。

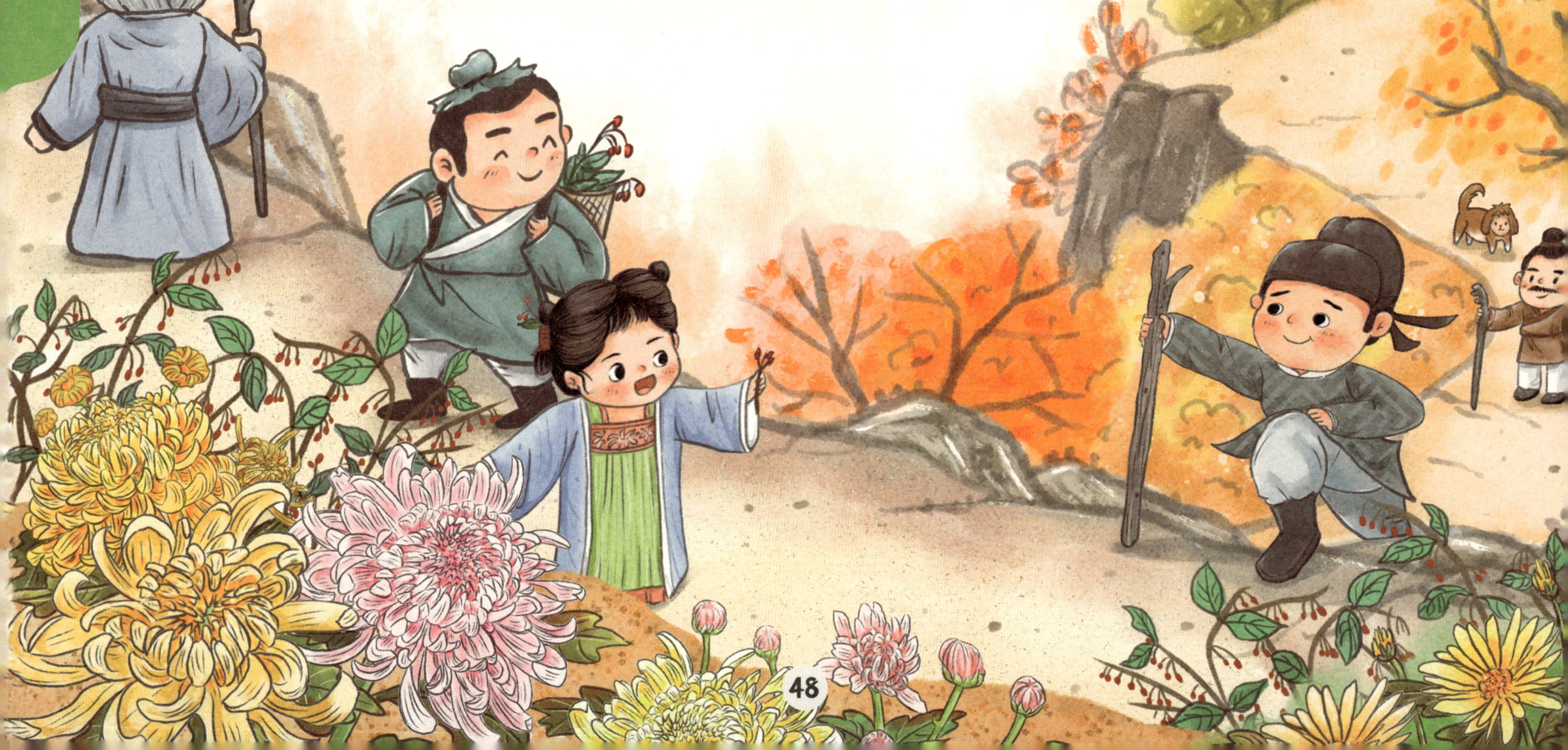

金秋九月九
中医话重阳

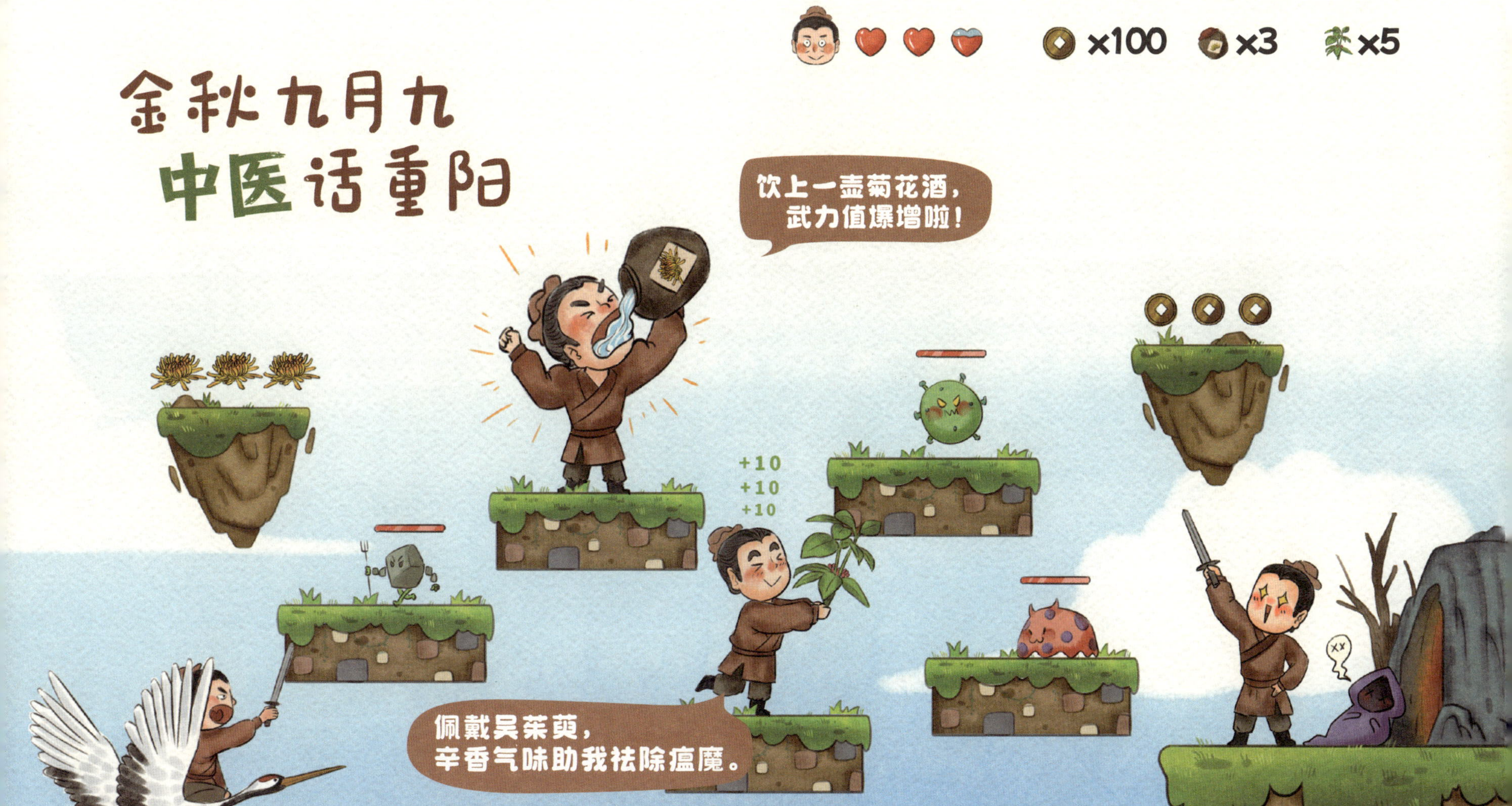
×100
×3
×5
饮上一壶菊花酒，
武力值爆增啦！
+10
+10
+10
佩戴吴茱萸，
辛香气味助我祛除瘟魔。

诗名“九月九日忆山东兄弟”中的“九月九日”说的是重阳节。重阳节是中国民间传统节日，在这天有很多习俗，如登高祈福、佩戴吴茱萸、吃重阳糕、饮菊花酒等。形式多样的庆祝活动中都蕴含着丰富的中医知识。

相传在东汉时期，汝河有个瘟魔，附近一带的百姓受尽了它的欺辱。青年桓景找到仙人费长房学艺，仙人送给桓景一包吴茱萸叶和几坛菊花酒，并且密授驱魔之法。桓景学成归来后，在九月初九的早晨，带领乡亲们登高避疫，并将吴茱萸叶和菊花酒分发给村民，以抵御瘟魔的侵害。中午时分，瘟魔刚扑到山下，就被浓郁的吴茱萸和菊花酒的香气熏得晕晕乎乎。桓景从山上下来，立刻挥舞着降妖宝剑，与瘟魔展开战斗。最终瘟魔死于桓景剑下。重阳节的一些传统习俗，据说都与桓景和瘟魔的故事有关，在农历初九月初九登高祈福、避灾避疫的风俗也就这样流传了下来。

藏在重阳节习俗里的中医知识

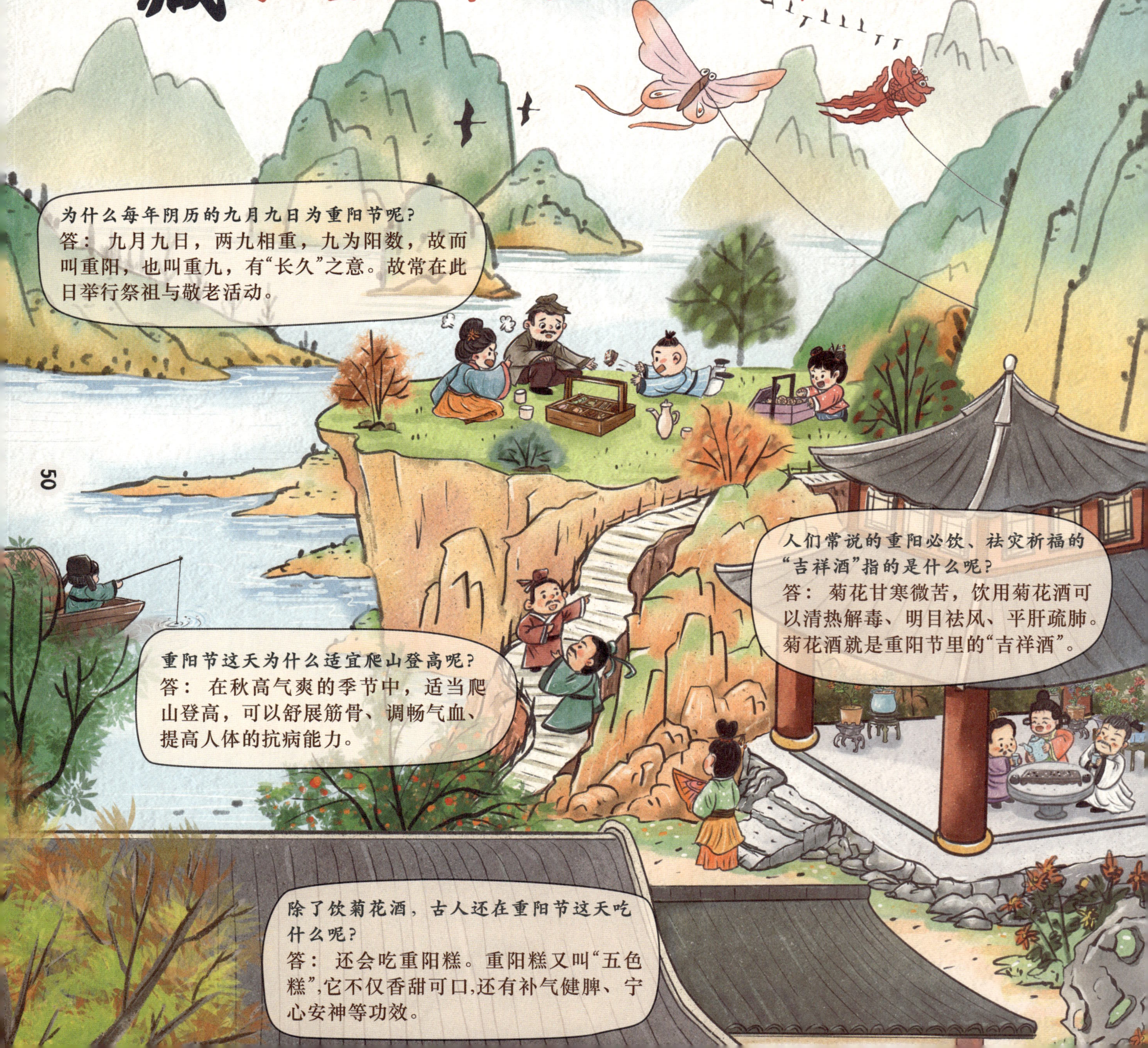

为什么每年阴历的九月九日为重阳节呢？

答：九月九日，两九相重，九为阳数，故而叫重阳，也叫重九，有“长久”之意。故常在此日举行祭祖与敬老活动。

人们常说的重阳必饮、祛灾祈福的“吉祥酒”指的是什么呢？

答：菊花甘寒微苦，饮用菊花酒可以清热解毒、明目祛风、平肝疏肺。菊花酒就是重阳节里的“吉祥酒”。

重阳节这天为什么适宜爬山登高呢？

答：在秋高气爽的季节中，适当爬山登高，可以舒展筋骨、调畅气血、提高人体的抗病能力。

除了饮菊花酒，古人还在重阳节这天吃什么呢？

答：还会吃重阳糕。重阳糕又叫“五色糕”，它不仅香甜可口，还有补气健脾、宁心安神等功效。

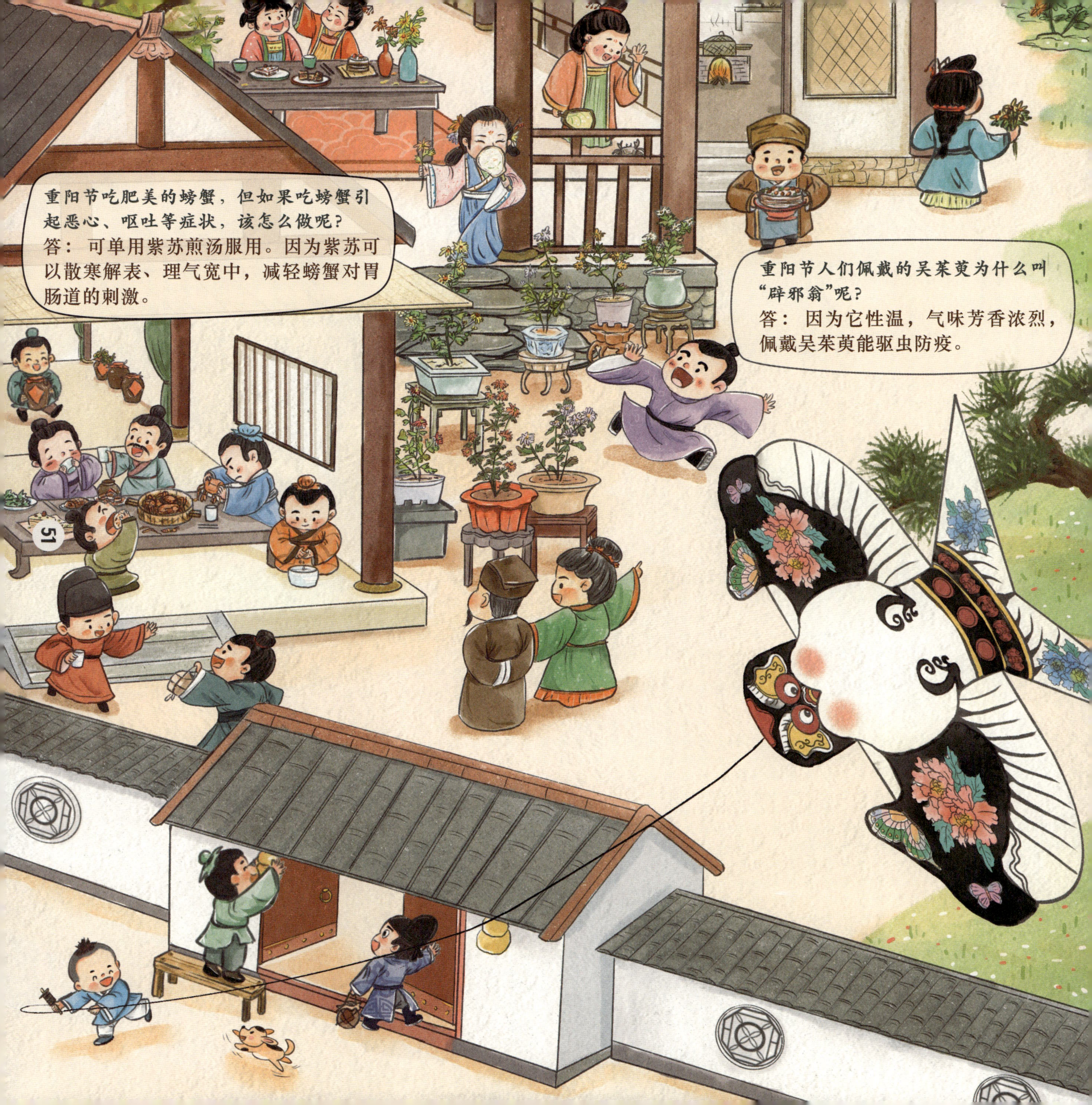
重阳节吃肥美的螃蟹，但如果吃螃蟹引起恶心、呕吐等症状，该怎么做呢？
答：可单用紫苏煎汤服用。因为紫苏可以散寒解表、理气宽中，减轻螃蟹对胃肠道的刺激。
重阳节人们佩戴的吴茱萸为什么叫“辟邪翁”呢？
答：因为它性温，气味芳香浓烈，佩戴吴茱萸能驱虫防疫。

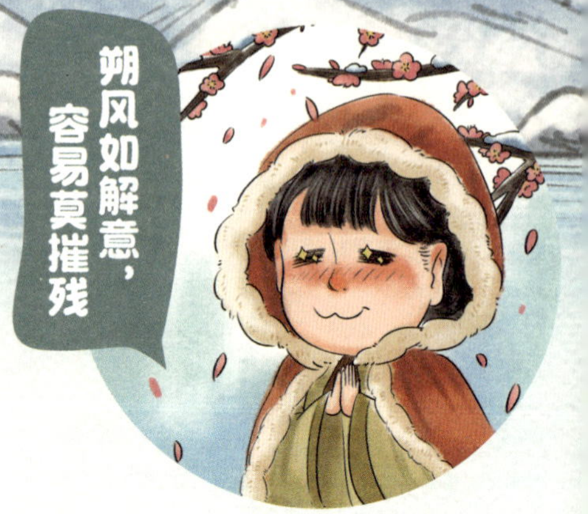

江雪

[唐]柳宗元

千山鸟飞绝[1]，万径[2]人踪[3]灭。
孤[4]舟蓑笠[5]翁，独[6]钓寒江雪。

[注释]

①绝：无，没有。
②径：小路。
③人踪：人的脚印。
④孤：孤零零的。
⑤蓑笠：蓑衣和斗笠。
⑥独：独自。

[诗词欣赏]

寒冷的冬季，大地白茫茫一片。山中的鸟儿都飞走了，不见踪影，厚厚的雪地上也没有人的踪迹，远望江面上竟然有一个披着蓑衣、戴着斗笠的老人，独自在寒冷的江面上钓鱼。

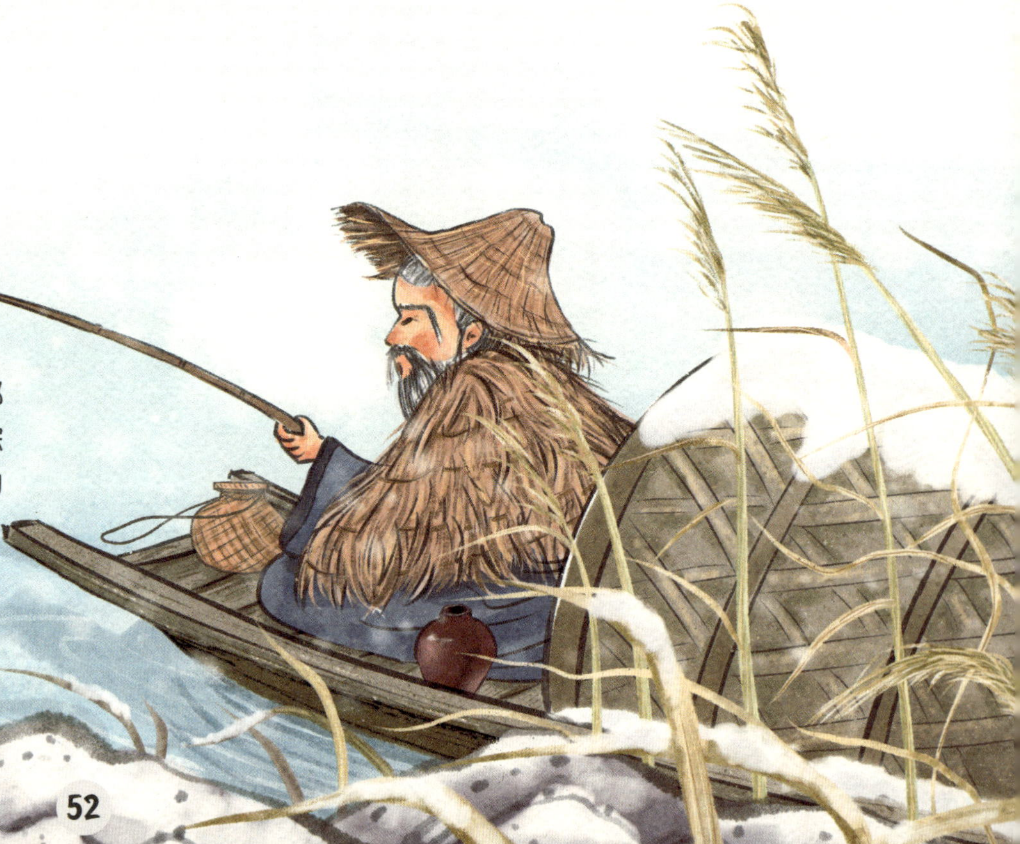

柳宗元『隐藏』的中医

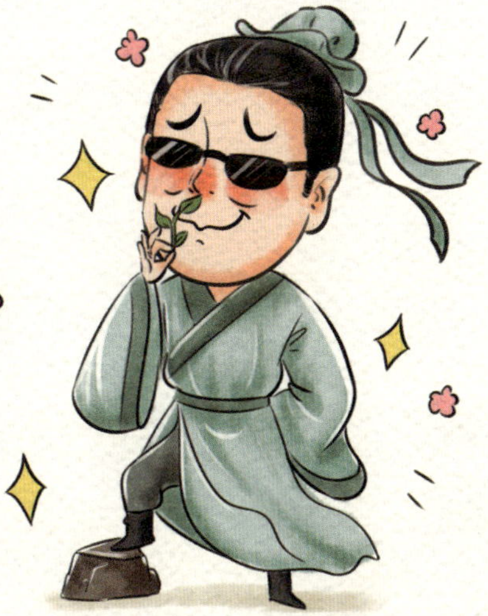

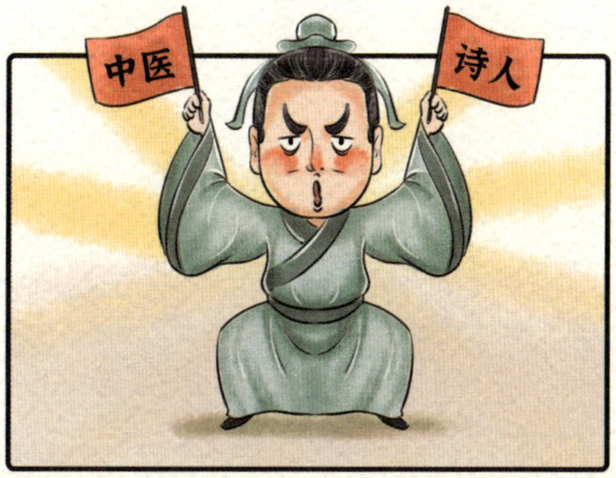
中医
诗人

柳宗元是唐宋八大家之一，字子厚，河东（今山西永济）人，世称“柳河东”。他不仅是文学大家，也是一位“隐藏”的中医。

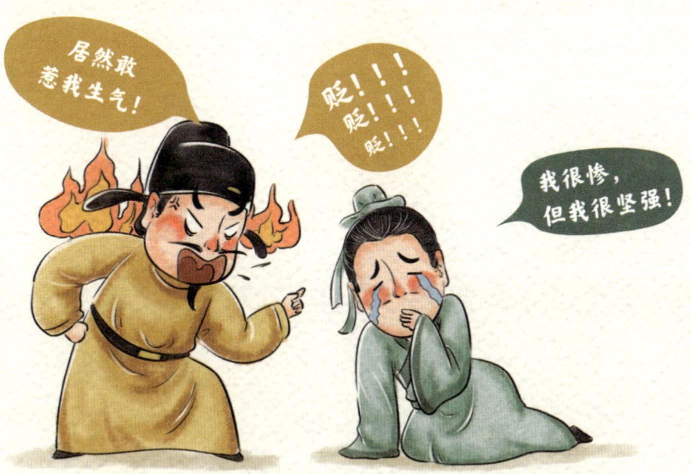
居然敢惹我生气！
贬！！！贬！！！贬！！！
我很惨，但我很坚强！

柳宗元才华横溢，满怀壮志，却不幸遭贬，远离朝堂，从此开启了坎坷艰难的贬谪生涯。

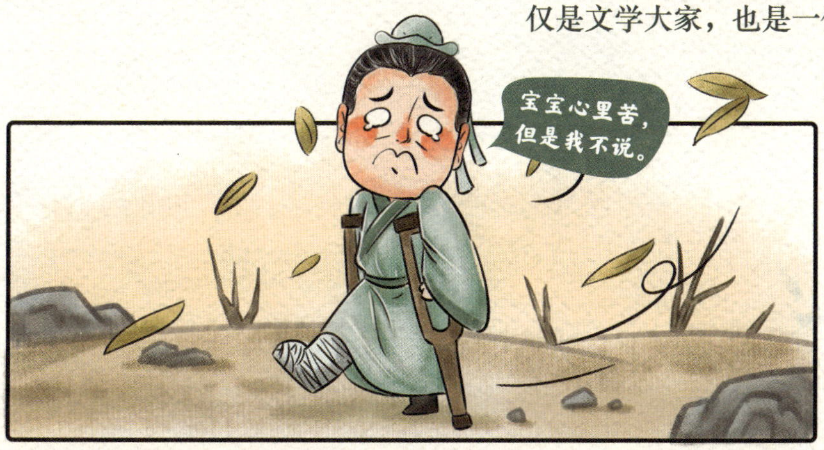
宝宝心里苦，但是我不说。

柳宗元被贬后，所处之地自然环境恶劣，气候炎热潮湿，加之仕途上遭受的精神打击，柳宗元身心俱疲，相继患上脚疾、疔疮等疾病，双腿萎弱无力，走起路很艰难。

只要肯努力，不怕起点低！

由于当地医疗条件落后，缺医少药，为寻求疗疾之法，他开始钻研医理，亲自种植药材，收集整理验方，由此与中医药结下了不解之缘。

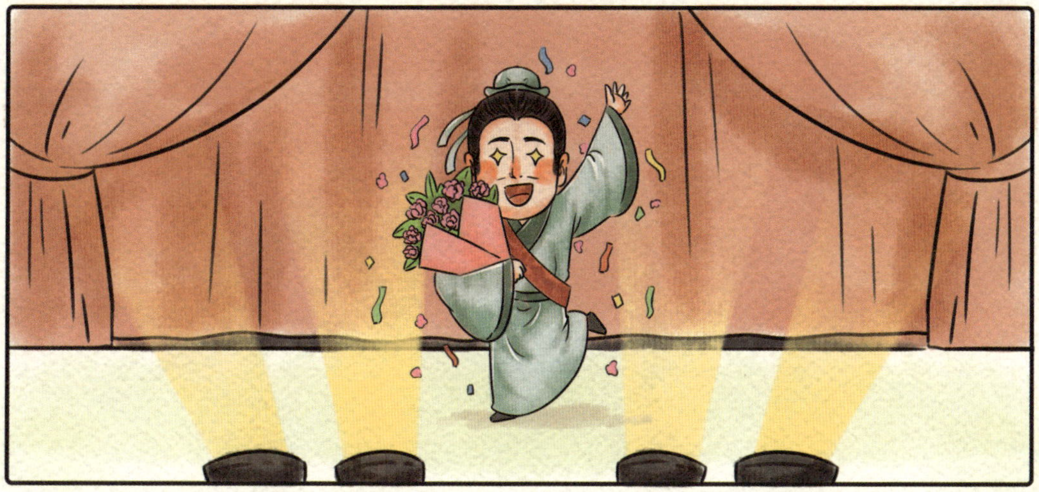

在柳州任刺史期间，柳宗元目睹当地民众生病时只会求神问卜的景象，深感痛心。他下定决心“崇医抑巫”，以实际行动普及医药知识，改变了百姓对中医药的看法，有力地推动了当地医学事业的发展。

柳宗元

今日谜语：
四月将尽五月初，
刮破窗纸再重糊，
丈夫进京三年整，
捎封信来半字无。

♡刘禹锡，韩愈，王维，孟浩然，韦应物

刘禹锡

谜底：半夏、防风、当归、白芷。

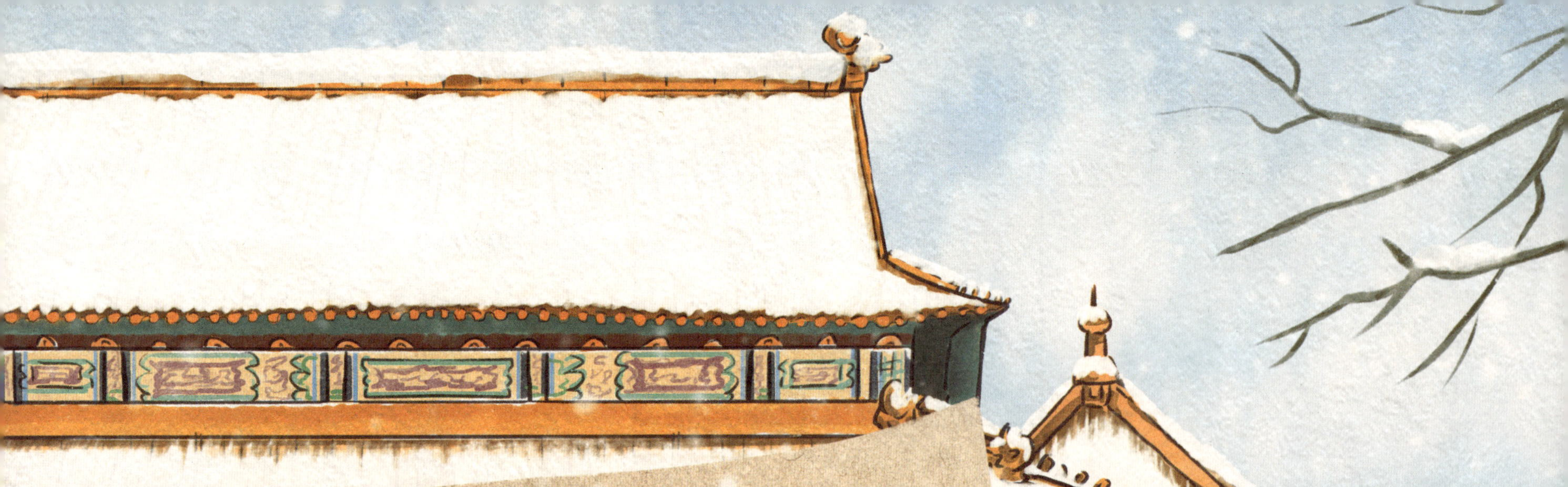

雪竟是一味中药？

在中华民族漫长的历史中，雪曾经作为一味中药被广泛应用于古代民间，还被很多中医典籍收录，甚至在许多名著中也有文字记载。在中医中，雪常被称为“天地大药”。

中医认为“水为阴，而雪更是至阴”，雪可用来治疗多种疾病。

金代医家张从正曰：“雪水洗目，退赤”，表明雪水可以用于眼部疾患的治疗。

明代“药圣”李时珍在《本草纲目》里记载：“腊雪，甘冷无毒。解一切毒，治天行时气瘟疫……”意思是腊月的雪性寒味甘，可以解毒，治疗瘟疫等。

清朝文学经典著作《红楼梦》中有段关于薛宝钗的冷香丸的描述，其中有文字表明小雪节气的雪是冷香丸中的一味药引子。

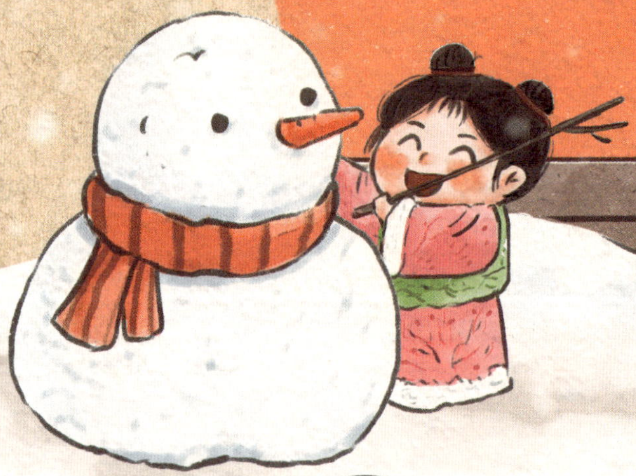

大雪节气进补正当时

——开春面如桃花粉

大雪，是二十四节气中的第21个节气，冬季的第3个节气。中医认为，“大雪补得当，一年不受寒；三九补一冬，来年无病痛。”大雪时分是人们保养、积蓄阳气的最佳时期，适时进补，可以消除寒气、强健身体。

大雪“三暖”

①暖头：头为“诸阳之会”，意指头部是人体阳气汇集之地，因此头部保暖非常重要。②暖脚：脚处于血液循环末梢，血液供应不充足，容易出现脚冰凉的情况。③暖肺：肺为娇脏，易受外界邪气的侵袭，引起疾病发生。

大雪“三藏”

①藏身体，早睡晚起，补充阳气；②藏精神，保持心情舒畅；③藏气血，避免过度劳作。

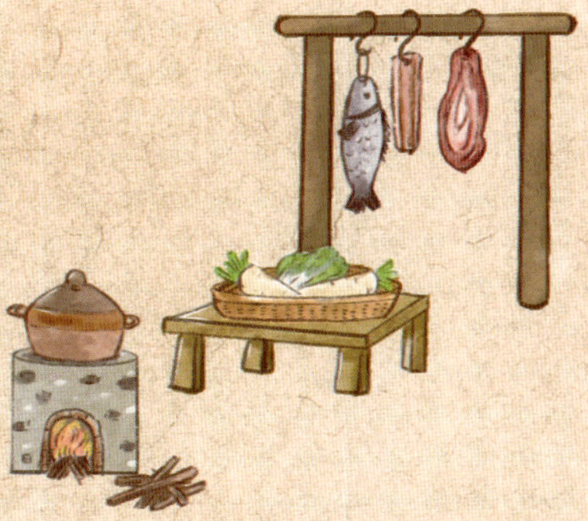

大雪“三补”

①进补羊肉：羊肉健脾温胃。②进补山药：山药补健益肺、滋阴补肾。③进补萝卜：白萝卜清热解毒、止咳化痰、平喘。